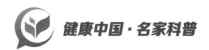
健康中国·名家科普

孕妈妈营养知多少

U0227393

主　编　周　莉
副主编　孔丽君
编　委　赵瑞芬　尉建霞　石俊霞

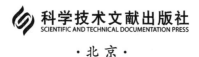
科学技术文献出版社
SCIENTIFIC AND TECHNICAL DOCUMENTATION PRESS

·北京·

图书在版编目（CIP）数据

孕妈妈营养知多少/周莉主编. —北京：科学技术文献出版社，2018.3（2019.11重印）

ISBN 978-7-5189-3016-6

Ⅰ.①孕… Ⅱ.①周… Ⅲ.①孕妇—营养卫生 Ⅳ.① R153.1

中国版本图书馆 CIP 数据核字（2017）第 161271 号

孕妈妈营养知多少

策划编辑：王黛君　责任编辑：陈丹云　责任校对：文　浩　责任出版：张志平

出 版 者	科学技术文献出版社
地　　址	北京市复兴路15号　邮编　100038
编 务 部	（010）58882938，58882087（传真）
发 行 部	（010）58882868，58882870（传真）
邮 购 部	（010）58882873
官方网址	www.stdp.com.cn
发 行 者	科学技术文献出版社发行　全国各地新华书店经销
印 刷 者	北京虎彩文化传播有限公司
版　　次	2018 年 3 月第 1 版　2019 年 11 月第 7 次印刷
开　　本	710×1000　1/16
字　　数	194千
印　　张	15
书　　号	ISBN 978-7-5189-3016-6
定　　价	39.80元

P 前 言
Preface

随着我国经济的发展和人民生活水平的提高，孕妈妈的营养问题受到越来越多的关注。孕产期营养和饮食是否合理，不仅关系到妈妈的营养和健康，还关系到宝宝近远期发育和健康。

本书不仅详细地阐述了孕产妇营养的基础知识，而且分章节讲述了常见妊娠合并症、并发症时孕妈妈的生理特点、常见问题和营养对策。本书内容新颖，专业依据详实可靠，非常适合广大孕产妇朋友阅读。编者们对本书字斟句酌，力求把专业的科学知识以生动活泼的形式表达出来，用朴实和大众化的语言，讲述了目前医学界和营养学界权威的孕期营养知识，并且融入了编者们多年的临床工作经验，力求使本书做到科学系统、通俗易懂。

主编周莉医师是我的学生，在北京妇产医院产科工作20余年，工作态度严谨，学术上精益求精，擅长围产期保健及产科危重症的处理，尤其对于妊娠期糖尿病、妊娠期高血压病等合并症的诊疗有丰富的经验；她所带领的团队对于孕产妇的营养有独到的见解和丰富的临床健教经验。

　　"授人以鱼，不如授人以渔。"希望本书能够帮助孕妈妈们了解不同孕妇的营养需求以及不同合并症、并发症时的营养特点，而不是单纯地按照医生或临床营养师列出的食谱进餐。希望本书能够成为孕产期营养教育的一块铺路之砖、引玉之石，使孕妈妈和宝宝们培养起良好的生活方式，收获健康。

吴连方

2017 年 2 月

C目录
ontents

孕妈妈应该知道的营养学知识

一、孕妈妈的营养需求

1. 孕妈妈的生理特点

要将一个肉眼看不到的小小受精卵孕育成为一个体重约 6～7 斤的小宝宝，孕妈妈们要通过胎盘提供给宝宝生长发育的全部营养。为了适应孕育新生命的需要，孕妈妈们的生理状态和营养代谢与非孕期相比发生了很大的变化，并且这些改变在整个孕期会越来越明显，直到产后才能逐渐恢复到孕前的水平。

（1）身体结构的改变

孕妈妈的身体结构在孕期会发生很大的变化，最直观的是体重增加。一般来讲，孕早期增重较少，而孕中期和晚期增加的速度会比较快。从体成分看，孕妈妈蛋白质增加 0.9 千克以上，脂肪增加约 4.5 千克，水分约增加 7 千克。

（2）代谢的变化

由于雌激素、孕激素和胎盘激素的影响，孕妈妈们的基础代谢率会比非孕期增高，合成代谢增加。

（3）消化功能的改变

孕妈妈们受到高雌激素水平的影响，常常会出现牙龈出血、齿龈肥厚以及龋齿等症状。由于孕激素水平升高，可能会出现胃肠道的不适症状，如饱胀感、便秘、消化不良、反胃等。

（4）血液成分的改变

宝宝的营养来自胎盘供给，而血液是传送营养的载体，所以，孕妈妈们为了满足宝宝生长发育的需要，血液成分会发生相应的改变。孕期血浆葡萄糖、氨基酸、铁以及大多数水溶性维生素含量均降低，而某些脂溶性维生素的浓度则上升，如胡萝卜素、维生素 E 等。

2. 孕妈妈不同阶段的营养需求

整个妊娠期分为孕早期（小于 12 周）、孕中期（孕 12 ～ 27^{+6} 周）和孕晚期（孕 28 周至分娩）三个阶段，每个阶段对于营养的需求是不一样的。

孕早期宝宝每天体重增长约 1 克，所以和非孕期相比，孕妈妈的营养需求基本没有明显的变化。

到了孕中期，宝宝的生长发育加快，平均每天能够增长 10 克，所以孕妈妈对于热量和各种营养素的需求量也会相应地增加。2013 版《中国居民膳食营养素参考摄入量》建议孕中期总热量比非孕期和孕早期每天增加 300 千卡，蛋白质的摄入量每天增加 15 克。

孕晚期，宝宝的生长发育更快了，尤其是 32 ～ 38 周时生长更为迅速，而且孕妈妈们还需要储存更多的营养素为分娩做准备。所以，建议孕晚期每天摄入的热量比非孕期增加 450 千卡，蛋白质增加 30 克。

二、孕妈妈越胖越好吗?

有很多孕妈妈怀孕前很注意控制自己的体重，能够坚持不让自己的

健康中国·名家科普

体重超标。但是怀孕后就完全放松了，想吃什么吃什么，也不运动，尤其是和家里的老人住在一起，更是不能让孕妈妈的嘴受委屈，每天换着花样吃，很多孕妈妈们就像气球一样在短时间内迅速胖了好几圈。而家人们也觉得只有这样才能提供孕期所需要的营养，才不会亏了肚子里的小宝宝。

那么孕妈妈的体重是长得越多越好吗？孕妈妈增长的体重都包含了哪些成分呢？

孕妈妈的体重增长是孕妈妈和小宝宝正常生长发育的必要组成部分，适宜的体重增长是成功妊娠最基本和最直观的指标。

孕妈妈增加的体重包括了两大部分：一个是妊娠的产物，包括宫腔内的小宝宝、小宝宝和妈妈的连接纽带——胎盘以及宫腔内充斥着的羊水；另一部分是孕妈妈自身组织的增长，包括增加的血液和体液、增大的子宫和乳腺以及母体为哺乳所储备的脂肪和其他的营养物质。其中，胎儿、胎盘、羊水、增加的血浆容量、增大的子宫和乳腺是必要性的体重增加。在发达国家妊娠期必要性体重增加为 7.5 千克，发展中国家约为 6 千克。除了必要性体重增加之外，其他增加的体重大部分就是孕妈妈增加的脂肪。我们可以想象，如果一位孕妈妈孕期体重增长了 30 千克，那么其中 23 ～ 24 千克就是增加了自己的脂肪，对于大多数女性而言，短时间内蓄积这么多的脂肪组织，是多么可怕的一件事情。

事实上，孕期体重增长过快或者过慢都有可能增加妊娠合并症的风险。孕期体重下降或者增长偏低有可能增加胎儿宫内发育迟缓和围产期死亡的发生率；而孕期体重增长过多则有可能增加巨大儿、妊娠期糖尿病、难产和手术产的风险。那么孕妈妈体重到底长多少才合适呢？这和孕妈妈孕前的体重指数有关系。表 1-1 是目前产科医生普遍使用的推荐给孕妈妈的孕期增重的适宜范围。孕妈妈们可以先算一算自己的孕前体重指数，明确自己属于哪一个类型，然后对号入座，看看自己整个孕期体重增长在什么样的范围内最适宜。

表1-1　孕期体重增长适宜范围推荐表

	孕前体重指数（kg/m²）	推荐孕期增重范围（kg）
消瘦	< 18.5	12.5 ~ 18.0
正常	18.5 ~ 24.9	11.5 ~ 16.0
超重	25.0 ~ 29.9	7.0 ~ 11.5
肥胖	≥ 30.0	5.0 ~ 9.0

三、和我们息息相关的能量和营养素

1. 能量

要明白如何合理控制总能量和孕期增重，我们就要明白什么是能量，以及能量的摄取和消耗途径。

（1）什么是能量

一切生物均需要能量来维持生命活动。维持生命体征需要热量，细胞的生长繁殖、更新、体内各种物质的合成以及各种生理活动都需要热量。临床上常用的能量单位是千卡（kcal），还有一个单位是千焦（kJ），它们的换算关系是：

1千卡（kcal）=4.18千焦（kJ）

1千焦（kJ）=0.239千卡（kcal）

（2）我们的能量来自何处

人体所需要的热量都来自产生热量的营养素，就是我们平时所熟知的"三大营养素"：蛋白质、脂肪和碳水化合物。1克蛋白质、脂肪和碳水化合物在我们的体内分别可以产生4、9、4千卡的热量。

（3）能量的消耗途径有哪些

我们热量的需要是和热量的消耗相一致的，无论从需要或消耗来说都包括了 3 个方面的组成部分：基础代谢、体力活动和食物的热效应。对于孕妈妈来讲还包括了宝宝生长发育的需要、哺乳储备和授乳所需要的热量。

1）维持基础代谢：基础代谢是人体处于清醒、空腹（12 小时前停止进食）、在 18 ～ 25℃的环境中、神经和肌肉完全安静时维持生命所必需的最低能量需要。维持基础代谢所需能量是人体热量消耗的 65% ～ 70%，占热量消耗的绝大部分。

2）体力活动：除基础代谢之外，体力活动也是影响人体热量消耗的最主要因素。劳动需要做功，做功就会消耗能量。

3）食物的热效应：食物的热效应是指人体由于摄取食物所引起的额外的热量消耗。其中以蛋白质的食物热效应最高，碳水化合物次之，脂肪最少。成年人摄入混合膳食时，食物的热效应所消耗的热量约为基础代谢的 10%，或全天总热量的 6%。

4）孕妈妈的额外消耗：孕期需要额外增加热量来供给宝宝、子宫、胎盘生长发育的需要，还需要储备能量以备哺乳之需。

2. 碳水化合物

知道了能量的基本知识，我们再来谈一谈营养素。各位孕妈妈首先需要了解的是碳水化合物。

碳水化合物是一大类有机化合物，也被称为糖，是人类生命细胞结构的主要成分及主要功能物质，并且有调节细胞活动的重要功能。在我们的体内，碳水化合物的存在形式主要有三种：葡萄糖、糖原和含糖的复合物。

在我们日常所摄入的食物中，碳水化合物的主要来源是粮谷类和薯类。粮谷类食物一般含碳水化合物 60% ～ 80%，粮谷类食物中的糖类以淀粉的形式提供能量。我国以水稻和小麦为碳水化合物的主要来源，其他如玉米、小米、高粱米等也是碳水化合物的来源。薯类一般含碳水化合物 15% ～ 29%。表 1-2 罗列出了常见食物碳水化合物的含量。

表 1-2　常见食物碳水化合物的含量

食物	碳水化合物（%）	食物	碳水化合物（%）	食物	碳水化合物（%）
小麦粉	73.6	黄豆	34.2	苹果	13.5
稻米	77.9	绿豆	62.0	西瓜	5.8
玉米面	75.2	白萝卜	5.0	猪肉	2.4
小米	75.1	豆角	6.7	羊肉	0
荞麦	73.0	番茄	4.0	牛肉	2.0
马铃薯	17.2	南瓜	5.3	牛乳	3.4

碳水化合物的主要生理功能如下：

（1）储存和提供能量

之前我们已经谈到过，每克碳水化合物能够提供 4 千卡的热量，人体摄入的糖类在体内经消化能够变成葡萄糖或其他单糖参与机体的代谢。

碳水化合物对于孕妈妈和宝宝来讲相当于汽油对于汽车。碳水化合物是人类获取能量最经济和最主要的来源，在维持人体健康所需要的能量中，55% ～ 65% 是由碳水化合物提供的。糖原是肌肉和肝脏储存碳水化合物的形式，肝脏约储存机体内 1/3 的糖原。一旦机体需要，肝脏中的糖原即将分解为葡萄糖以提供需要。碳水化合物在体内释放能量较快，供能也比较迅速，是神经系统和心肌的主要能源，也是肌肉活动时的主要燃料，对维持神经系统和心脏的正常供能、增强耐力、提高工作效率有重要意义。

（2）构成细胞和组织

碳水化合物是构成机体组织的重要物质，并参与细胞的组成和多种活动。每个细胞都有碳水化合物，其含量为 2% ～ 10%，主要以糖脂、糖蛋白和蛋白多糖的形式广泛分布在细胞膜、细胞器、细胞浆和细胞间质之中。

（3）节约蛋白质的作用

我们所需要的能量主要由碳水化合物提供。当膳食中碳水化合物供应不足的时候，机体为了满足自身对葡萄糖的需要，就会通过糖异生的作用将蛋白质转化为葡萄糖来供给能量。而当我们能够摄入足够量的碳水化合物时，就能够预防体内或饮食中蛋白质的消耗。所以，碳水化合物具有节约蛋白质的作用。碳水化合物供应充足，能够产生足够的能量，也有利于氨基酸的主动转运。因此，很多孕妈妈完全不吃主食、只吃肉类是不合适的，因为肉类中含碳水化合物很少，机体组织将利用蛋白质产生热量，对于机体是没有好处的。

（4）防止酮体生成

脂肪在体内分解代谢需要葡萄糖的协同作用。当膳食中碳水化合物供应不足时，体内脂肪或食物脂肪会被动员并加速分解为脂肪酸来供应能量。由于脂肪酸不能彻底氧化，会产生过多的酮体，酮体不能及时被氧化而在体内蓄积就会发生酮血症和酮尿症。前面我们已经知道酮体会毒害到宝宝的神经系统发育，所以保证碳水化合物的供给充足非常重要。

（5）维持脑细胞的正常功能

葡萄糖是维持大脑正常功能的必需营养物质，当血糖浓度下降时，脑组织可因缺乏能量而使脑细胞功能受损导致功能障碍，并出现头晕、心悸、出冷汗甚至昏迷等症状。

（6）解毒作用

葡萄糖醛酸是体内一种重要的结合解毒剂，在肝脏中能与许多有害物质结合，以消除或减轻这些物质的毒性或生物活性，从而起到解毒的作用。另外，未经消化的碳水化合物在肠道菌群的作用下可以发酵产生短链脂肪酸，具有广泛的解毒或保健作用。

（7）增强肠道功能

很多碳水化合物，如纤维素、果胶、抗性淀粉、功能性低聚糖等，虽然不能在小肠消化吸收，但是能够刺激肠道的蠕动，增加结肠的发酵，增强肠道的排泄功能。

可能很多孕妈妈听到过一个名词叫做"益生元"，益生元就是不被消化的碳水化合物。某些不消化的碳水化合物在结肠发酵时，有选择性地刺激肠道菌的生长，特别是某些益生菌群的增殖，比如乳酸杆菌、双歧杆菌等。益生菌可以提高人体消化系统的功能，尤其是肠道功能。

碳水化合物摄入不足可带来一系列不利影响。碳水化合物不足，机体就会分解蛋白质和脂肪以弥补能量的不足，引起蛋白质和脂肪的代谢产物增加，不仅能够引起体内代谢紊乱，而且会增加肝脏和肾脏的负担。体内碳水化合物缺乏的时候，机体为了维持血糖浓度不至于太低，糖异生功能将增强。在脂肪分解转化为葡萄糖的过程中会产生大量的酮体，可能引起孕妈妈的酮血症和酮尿症，而且酮体还会损害到宝宝的神经系统发育。另外，饮食中碳水化合物比例不足势必会引起脂肪和蛋白质的摄入比例过高，长期过高的脂肪摄入能引起血脂浓度升高。而且，碳水化合物摄入不足还可以引起我们的认知能力下降，尤其是记忆力会受到明显损害，所以碳水化合物摄入过少可能会加重孕妈妈的"孕傻"哦！

但是，碳水化合物也不是越多越好。碳水化合物在体内代谢时，需要多种维生素构成的辅酶参与。如果碳水化合物摄入过多，可以引起碳水化合物的代谢功能增强，对维生素的需要量就会增加。如果饮食中碳水化合物的比例过高，脂肪的比例就会相应减少，会对膳食中脂溶性维生素的吸收造成一定的影响。由于碳水化合物能量系数明显低于脂肪，因此高碳水化合物组成的膳食体积就会增大，会加重胃肠道的负担。

目前医学界规定：孕妈妈每天碳水化合物的摄入量不少于175g，以保证胎儿大脑获得足够的血糖供给，以及避免发生酮症。

3．蛋白质

说到蛋白质，可能很多妈妈会有一个基本的概念：蛋白质是有营养的东西。蛋白质是生命的物质基础，可以说没有蛋白质就没有生命。蛋白质是由不同的氨基酸组成的，是化学结构复杂的一类有机化合物。

蛋白质约占人体重量的 16%～19%，我们众多的生命活性物质，如酶、抗体、某些激素等，其本质上都是蛋白质。在形成机体的渗透压方面，蛋白质也发挥着重要的生理功能。人体内很多重要的代谢物质、营养素都以蛋白质作为载体，如多种脂类、维生素、矿物质与微量元素都需要蛋白质携带和转运。

食物中蛋白质的主要来源有两种：一种是动物性蛋白质，如肉类、鱼类、禽类、蛋类、奶及奶制品，动物性的食物一般蛋白质含量较高，而且质量较好；另一种是植物性蛋白质，如谷类、薯类、豆类、干果等，这些食物的蛋白质含量一般比较低，而且质量相对较差。但是植物来源中干豆类的蛋白质含量较高，大豆中蛋白质含量为 35%～40%。

蛋白质的生理功能如下：

（1）构成和修复机体的组织

蛋白质是构成我们机体组织、器官的重要成分。人体的瘦组织，如肌肉组织和心脏、肝脏、肾脏等器官均含有大量蛋白质；骨骼、牙齿乃至指甲和趾甲中也含有大量的蛋白质。在我们的细胞中，除了水之外，蛋白质约占细胞内物质的 80%。身体的生长发育可以看成是蛋白质的不断积累过程，所以蛋白质对于宝宝的发育尤为重要。

我们体内的蛋白质是不断更新的，每天更新的数量约占组织蛋白质的 3%。所以，我们需要摄入足够量的蛋白质才能够维持组织的更新。

（2）调节生理功能

我们的生命活动之所以能够有条不紊地进行，是因为有多种具有生物活性的物质来参与调节。而蛋白质在体内是构成多种重要生理活性物质的成分，参与了各个生理功能的调节。

（3）供给能量

蛋白质也可以供给能量，但是这个功能可以由碳水化合物和脂肪来代替。所以供给能量只是蛋白质的次要功能。

正因为蛋白质具有这些非常重要的生理功能，孕妈妈摄入充足的蛋白质对于妈妈和宝宝都是至关重要的。和非孕期相比，孕妈妈们要适当地增加蛋白质的摄入，蛋白质的供能比应该占到膳食总热量的15%～20%，其中动物性蛋白质至少要占1/3，如果换算成质量，每天大约需要摄入蛋白质80～100g。常见富含优质蛋白质的食物有：肉类包括禽类、畜类和鱼类的肌肉，蛋类，奶类和大豆类。

4．脂肪

脂类是脂肪和类脂的总称。食物中的油脂主要是脂肪，一般把常温下是体液的称为油，常温下是固体的称为脂肪。脂类是人类膳食能量的重要来源，氧化1克脂肪所释放的能量约为9千卡。很多孕妈妈一听到"油"这个字，就觉得抵触。其实，怀孕之后不应该拒绝脂肪，因为脂肪对于宝宝的神经系统以及细胞膜的形成是必不可缺少的。脂肪是构成脑组织重要的营养物质，在大脑活动中起着不可代替的作用。脂肪占脑组织重量的50%～60%，其中有一些必须从食物中摄取，人体自身只能制造一部分，因此要想有一个聪明的头脑，脂肪是不可缺少的。膳食中脂肪的主要来源是动物的脂肪组织、肉类、植物的种子等。脂类的生理功能如下：

（1）储存能量，提供能量

脂肪是提供能量的重要食物成分，和同等质量的碳水化合物和蛋白质相比，其所释放的热量是它们的2倍多。一般平衡膳食总热量的20%～30%是由脂肪提供的，当人体摄入能量不能及时被利用或者摄入过多时，就会以脂肪的形式储存起来。储存的脂肪常常处于分解和合成的动态平衡中。我们在休息状态下，大约有 60% 的热量来自于体内的脂肪，而在剧烈活动或长时间饥饿时，体内脂肪提供的能量更多。

（2）提供必需脂肪酸

必需脂肪酸是指人体不可缺少而自身又不能合成的一些多不饱和脂肪酸，必须由食物供给，最常见的有亚油酸和 α- 亚麻酸。必需脂肪酸只能由食物脂肪提供，在人体内有重要的生理功能，包括构成细胞膜的成分和维持细胞膜的功能；参与脂类代谢；促进胆固醇的转运和代谢；合成前列腺素的前体；具有降低血栓形成和血小板黏结的作用等。

（3）促进脂溶性维生素的吸收

食物脂肪同时含有脂溶性维生素，如维生素 A、维生素 D、维生素 E、维生素 K 等。脂肪作为脂溶性维生素的载体，可提供并促进脂溶性维生素的肠内吸收。

（4）维持体温

食物中的脂肪可以直接提供能量。我们体内的皮下脂肪组织可以起到隔热保温的作用，使体温达到正常值并处于恒定状态。

（5）是机体的重要构成成分

脂肪提供脂肪酸作为合成其他脂质的原料，如细胞膜中含有大量的脂肪酸，是维持细胞正常结构和功能的必不可少的成分。另外，体内的脂肪组织在一定部位上支撑器官，包裹在脏器周围，减轻震动和摩擦，对于我们体内的脏器有支撑和保护的作用

（6）调节功能

脂肪可以延缓胃的排空，使人产生饱腹感。另外，适量的脂肪可以

改善食物的感官性状，使食物色香味俱全，从而增进我们的食欲。

（7）内分泌作用

我们体内的脂肪组织并不是惰性的成分，而是有内分泌功能的。各位孕妈妈听过"瘦素"这个近年来很常见的一个名词吗？瘦素就是脂肪组织分泌的脂肪因子中的一种。脂肪组织来源的因子有很多，如瘦素、肿瘤坏死因子、胰岛素样生长因子、脂联素等，这些因子可以参与机体的代谢、免疫、生长发育等生理过程，有着重要的生理作用。

（8）节约蛋白质的作用

脂肪在我们体内分解的产物，可以促进碳水化合物的能量代谢，使得碳水化合物更加有效地释放能量。充足的脂肪还可以保护我们体内的蛋白质不被用来作为能量物质，而使蛋白质能够有效地发挥其他更重要的生理功能，从而节约了蛋白质的消耗。

在临床对孕妈妈宣教的过程中，很多孕妈妈听到这里就会开心起来，因为平时就喜欢吃油，脂肪有这么多的重要作用，那是不是奶油蛋糕、炸鸡翅、黄油饼干这类的东西就可以放心地吃了呢？当然不是。因为脂肪也分好几种，不是所有的脂肪都适合孕妈妈们吃，我们有必要谈一谈脂肪的分类。

我们一般把脂肪分为4类。

反式脂肪酸：是氢化脂肪产生的。目前所有的研究基本认为反式脂肪酸对健康有害无益，尤其是对于心血管系统的损害最为明显，此外和糖尿病、癌症、胆囊疾病等也有关系。反式脂肪酸常见的名字有人造黄油、氢化植物油、代可可脂等。各位孕妈妈在选择食物的时候可以看一看食物的营养成分表，当心美味可口的食物中有反式脂肪酸。

饱和脂肪酸：常见于动物内脏、肥肉、棕榈油、椰子油、可可奶油、全牛奶制品和普通的烧烤食品等。

多不饱和脂肪酸：主要含在花生油、豆油、硬果类食物中。

单不饱和脂肪酸：最常见的是橄榄油。

在各类脂肪中，最有益于健康的是单不饱和脂肪酸。

提到脂肪的分类，我们就不能不说一下一种大家熟知的脂肪酸——长链多不饱和脂肪酸（常见的有二十二碳六烯酸和花生四烯酸）。这个名称大家可能都不知道，但是说起DHA大家可能都会知道，很多孕妈妈都会咨询：怀孕后是不是应该补充DHA，应该补充多少呢？

DHA是深海海藻以及以此为生的鱼类和海豹所特有的一种高度不饱和脂肪酸。DHA是大脑脂肪重要组成物质，占人脑脂肪含量的10%左右。怀孕20周之后是宝宝大脑和视网膜DHA积累的关键时期，孕妇每周至少要吃3～5次鱼，每次不少于250g，那么胎儿就可以通过胎盘从母体中获得足够量的DHA 。关于孕期DHA的推荐摄入量还没有公认的数值，一般建议孕期DHA的摄入量为每天300mg。

5. 膳食纤维

很多在意自己体型的孕妈妈们可能对于"膳食纤维"这个词并不陌生，因为在非孕期长期和"减肥"做斗争的女性们怎么可能不知道这个瘦身法宝呢？那么对于膳食纤维您又了解多少呢？

膳食纤维这个词语从出现到现在有40年了，以前叫粗纤维，曾经被认为是没有营养作用的非营养成分。然而今天我们知道膳食纤维和我们的健康息息相关，是膳食中不可缺少的成分。

膳食纤维是我们消化系统内不能被消化的植物细胞的残存物，包括纤维素、半纤维素、果胶、树胶、抗性淀粉和木质素等。膳食纤维可以分为可溶性膳食纤维（如半纤维素、果胶和树胶等）和非可溶性膳食纤维（如纤维素、木质素等）。

膳食纤维的主要食物来源是植物性的食物。粮食的麸皮和糠里含有大量的纤维素、半纤维素和木质素；柑橘、苹果、柠檬、香蕉等水果和洋白菜、甜菜、苜蓿、豌豆、蚕豆等蔬菜中含有较多的果胶。

之所以膳食纤维对于我们的健康有益，是因为它有着与其他营养素不同的特征。

（1）吸水作用：膳食纤维具有强大的吸水能力或者说与水分结合的能力，这个作用可以使肠道中粪便的体积增大，从而加快粪便的转运速度，减少其中的有害物质和肠壁的接触时间。

（2）黏滞作用：有一些膳食纤维具有很强的黏滞性，能够形成黏液性的溶液，如果胶、树胶、海藻多糖等。

（3）结合有机化合物的作用：膳食纤维可以结合胆酸和胆固醇。

（4）阳离子交换作用：膳食纤维可以在胃肠内结合无机盐，比如与钾离子、钠离子、铁离子等阳性离子结合形成膳食纤维复合物，影响其吸收。

（5）细菌的发酵作用：膳食纤维在肠道容易被细菌酵解，可溶性膳食纤维可以完全被细菌所酵解，而非可溶性膳食纤维则不易被酵解。酵解后产生的短链脂肪酸可以作为肠道细胞和细菌的能量来源。

正因为有以上5个特征，膳食纤维有以下重要的生理作用：

（1）有利于食物的消化：膳食纤维能增加食物在口腔里咀嚼的时间，可以促进肠道消化酶的分泌，同时加速肠道内容物的排泄，这些都有利于食物的消化和吸收。

（2）降低血清胆固醇，预防冠心病：膳食纤维可结合胆酸，故有降血脂的作用，这个作用以可溶性膳食纤维，如果胶、树胶、豆胶等较明显，非可溶性膳食纤维则没有这个作用。

（3）预防胆石的形成：大部分胆石是由于胆汁内胆固醇过度饱和所导致的，当胆汁酸和胆固醇失去平衡的时候，就会析出小的胆固醇结晶而形成胆石。膳食纤维能够降低胆汁和血清胆固醇的浓度，使胆汁胆固醇饱和度降低，减少胆石症的发生。

（4）促进结肠功能，预防结肠癌：肠道厌氧菌大量繁殖会使中性或酸性粪固醇，特别是胆酸、胆固醇及其代谢物降解，产生的代谢产物可能是致癌物质。膳食纤维可以抑制厌氧菌，促进需氧菌的生长，使具有致癌性的代谢物产生减少；同时膳食纤维还可以借吸水性来扩大粪便的体积，使其在肠道中的转运速度加快，缩短粪便在肠道内的停留时间，防止致癌物质与易感的肠黏膜之间有长时间的接触，从而减少肠道癌变的可能性。

（5）防止能量过剩和肥胖：膳食纤维有很强的吸水能力和结合水分的能力，可以增加胃内容物容积而产生饱腹感，从而可以减少摄入的食物量，有利于控制体重、防止肥胖。

（6）维持血糖正常平衡，防治糖尿病：可溶性膳食纤维可以降低餐后血糖升高的幅度和降低血清胰岛素水平或者提高机体胰岛素的敏感性。

（7）其他：可以治疗习惯性便秘，预防食管裂孔疝和痔等疾病。

6. 维生素

维生素是维持机体正常代谢和生理作用所必需的一类低分子有机化合物，可分为脂溶性维生素（包括维生素 A、维生素 D、维生素 E、维生素 K）和水溶性维生素（包括 B 族维生素和维生素 C）。对于这些维生素各位孕妈妈应该不觉得陌生吧，那我们就分别谈一谈这些我们耳熟能详的维生素。

（1）维生素 A

维生素 A 又叫做视黄醇，它是维生素中第一个被人类发现的，也是最容易缺乏的一种维生素。维生素 A 的食物来源有两种形式，一种是存在于动物性食物中的维生素 A，如各种动物的肝脏、鱼卵、鱼肝油、奶油、全奶、禽类、蛋类等；另一种是存在于植物性食物中的类胡萝卜素（维生素 A 原），可以在体内转化为维生素 A，主要来源于深色蔬菜和水果，如胡萝卜、豌豆苗、红心甜薯、辣椒、空心菜、菠菜、苜蓿以及水果中的芒果、杏、柿子等。

维生素 A 的生理功能

1）维持正常视觉：维生素 A 的主要生理作用与正常视觉有关。视网膜视杆细胞中的视紫红质是使眼睛能够在黑暗中视物的主要物质。维生素 A 缺乏时，视紫红质的合成就会受到影响，出现暗适应障碍；维生素 A 严重缺乏时可以导致夜盲症。

2）维持上皮细胞的正常生长：维生素 A 在维持上皮细胞的正常生长与分化中起着非常重要的作用，维生素 A 不足可以影响上皮和黏膜的正常结构和功能。

3）维持正常生长与生殖功能：维生素 A 有助于细胞的增殖与生长，从而维持机体的生长发育。由于维生素 A 对生殖器官上皮的作用，使得其与机体的生殖功能相关，如果维生素 A 缺乏，可能影响男性精子的形成，女性可能发生不孕或胎儿畸形。

4）对骨骼发育的作用：维生素 A 缺乏时，成骨细胞和破骨细胞之间的平衡就会被破坏，成骨活动增强，使骨膜骨质过度增生，形成骨骼畸形。

5）维持机体正常的免疫功能：维生素 A 可预防和抑制癌症的发生，尤其是皮肤和黏膜组织的癌症。维生素 A 对机体免疫系统有重要作用，能够提高机体的细胞免疫和体液免疫的作用，以及对疾病的抗感染能力。

孕妈妈们要警惕有没有维生素 A 的缺乏。缺乏时可能发生暗适应能力下降和夜盲症、眼干燥症（干眼病）、黏膜与皮肤上皮细胞损害以及其他一些免疫相关疾病；对于宝宝而言，可能导致胎儿死亡和畸形的发生。但补充维生素 A 不可过量，因为过量可能引起重度和致畸毒性。一般情况下，经过膳食的途径很少发生维生素 A 过量或者中毒的问题，大多数过量是因为服用维生素 A 制剂所致。急性中毒时可能会有恶心、呕吐、头痛、眩晕、肌肉失调、嗜睡、厌食、反复呕吐等症状；慢性中毒时可能会有头痛、脱发、肝脏肿大、长骨末端疼痛、皮肤瘙痒、肌肉僵硬等症状。

所以孕妈妈注意了，维生素 A 的摄入有一个推荐摄入量是每天 770μg，同时还有一个可耐受的最高摄入量为每天 3000μg，千万不要超标摄入。

（2）维生素D

大多数孕妈妈都知道维生素D和钙相关，因为市面上出售的钙制剂很多是同时含有钙和维生素D的。维生素D是钙磷代谢最重要的调节因子之一。维生素D的食物来源有限，通常天然食物中维生素D的含量比较低。动物性食品是天然维生素D的主要来源，含脂肪高的海鱼和鱼卵、动物的肝脏、蛋黄、奶油、奶酪中维生素D相对比较多，人奶和牛奶是维生素D较差的来源，而瘦肉、水果、坚果、蔬菜和谷物中仅含有微量的维生素D。尽管食物来源有限，但是大自然赋予我们自己合成维生素D的能力。人体可以通过皮肤暴露于阳光或紫外线下来增加维生素D的供给，所以孕妈妈们只要保持适量的户外活动，就不必过于担心维生素D缺乏的问题。

维生素D有哪些生理功能呢？

维生素D和钙磷代谢的关系密切，其主要生理作用是促进小肠对钙磷的吸收；通过促进骨对矿物质的吸收，也直接作用于骨骼钙化的过程；在肾脏，维生素D促进肾脏对磷的排泄。

孕期维生素D缺乏可能导致妈妈和宝宝出生后钙代谢紊乱，包括新生的宝宝发生低钙血症、手足搐搦、婴儿牙釉质发育不良以及孕妈妈骨质软化症。

和其他脂溶性维生素一样，维生素D也存在摄入过量会产生毒性的问题。一般情况下，食物来源的维生素D不会导致过量。但是摄入过量的维生素D制剂则有可能出现毒副反应，甚至会发生中毒现象。由于过量维生素D的摄入可导致钙吸收增加，引起高钙血症、高尿钙症、肌肉乏力、关节疼痛、食欲减退、恶心、烦躁、呕吐、口渴等症状，严重的维生素D中毒可能会危及生命。对于孕妈妈来讲，维生素D的参考摄入量为每天10μg，避免滥用维生素D制剂是预防过量最有效的方法。既然我们有自己产生维生素D的能力，那我们就在适宜的温度里迈步走向户外，沐浴在阳光下散散步，从大自然中获得维生素D吧。

（3）维生素 E

维生素 E 又叫做生育酚，大家一听到这个名字就知道和妊娠是相关的。维生素 E 广泛存在于动植物组织中，主要的来源是麦胚油、棉籽油、大豆油、花生油及芝麻油，绿莴苣叶和柑橘皮中含量也很丰富。几乎所有的绿叶植物都含有维生素 E，此外还存在于肉、奶油、奶、蛋类食物中。

维生素 E 的生理功能

1）抗氧化作用：维生素 E 是抗氧化剂，保护细胞上的多不饱和脂肪酸免受自由基的攻击，维持细胞膜的完整性。此外还有抗衰老的作用。

2）影响蛋白质的代谢：维生素 E 可能会减缓蛋白质分解代谢的速度。

3）影响免疫系统的功能：正常的维生素 E 水平对于免疫系统的正常功能是必不可少的，机体的维生素 E 状况变化能使免疫细胞的反应性发生改变。维生素 E 缺乏会伴有免疫反应下降，而维生素 E 水平高则对免疫反应有刺激作用。

因为维生素 E 的食物来源广泛，所以临床上很少见到维生素 E 缺乏的病例。一般维生素 E 缺乏时，可以表现为中枢和周围神经系统的症状。一般维生素 E 过量后没有明显的毒副作用和致畸作用。建议孕妈妈们每天摄入维生素 E 10mg。

（4）维生素 K

维生素 K（包括维生素 K_1 和维生素 K_2）主要和我们的凝血功能相关，还参与了骨骼钙代谢的过程。它广泛存在于动物性和植物性的食物当中，绿叶蔬菜如菠菜、甘蓝、生菜等含量十分丰富，但是奶类、肉类、蛋类、谷类和水果中的含量比较少。

维生素 K 缺乏可能引起凝血功能的异常，但是由于维生素 K_1 的食物来源非常广泛，而人体正常肠道内的微生物能够合成维生素 K_2，所以一般正常的成人很少出现维生素 K 缺乏的症状。那么有些孕妈妈可能就会疑惑了：听说小宝宝一出生就要注射维生素 K，为什么那么多重要的维生素中，偏偏要注射不容易缺乏的维生素 K 呢？因为新出生的宝宝和我们成人是不一样的，对于维生素 K 的需求比较高，通过胎盘从妈妈体内转运到宝宝的物质相对有限，维生素 K 处于不足的状态；小宝宝刚出生，各个脏器的功能相对柔弱，肝脏合成凝血物质的能力还比较差；母乳确实有很高的营养价值，但是维生素 K 的含量却很低，比牛奶还要低；小宝宝刚出生的几天内，肠道内是无菌的，还没有建立起正常肠道微环境，不能够自身合成维生素 K。所以，有一些宝宝就会发生新生儿出血病。为了预防这种现象发生，很多医院在宝宝刚出生时就会给宝宝注射维生素 K_1。对于孕妈妈来讲，维生素 K 的推荐摄入量每天是 80μg。

（5）维生素 B

1）维生素 B_1

维生素 B_1 是一种水溶性的维生素，又叫做抗神经炎因子、抗脚气病因子。很多天然食物中都含有丰富的维生素 B_1，尤其是未经精细加工的粮食类食物。粮谷类食物是主食，也是维生素 B_1 的主要来源，但是我们常吃的精白米或精白面由于过分去除了麸皮和糠，维生素 B_1 会随之损失很多。另外，动物内脏类、肉类、豆类、花生中维生素 B_1 的含量也比较多。

维生素 B_1 缺乏的初期可能有疲乏、淡漠、食欲差、恶心、忧郁、急躁、沮丧和心电图异常等。维生素 B_1 在体内不能够储存，孕妈妈需要每天足量摄入，以保证妈妈和宝宝生长发育所需。孕妈妈如果缺乏维生素 B_1，可能不会出现明显的脚气病，但是可能导致宝宝出生后患脚气病。孕妈妈们对脚气病有了解吗？脚气病分为干性和湿性两种，干性脚气病以多发性神经炎症状为主，出现上行性周围神经炎，主要表现是手指或脚趾麻木、肌肉酸痛、肌肉压痛明显（尤其是小腿的肌肉），后来可能发展为垂足、垂腕的症状；湿性脚气病的主要表现是水肿和心脏的问题，由于心血管系统出现功能障碍，会出现水肿、心慌、憋气等症状。水溶性维生素不会在体内蓄积，一般不会发生过量和中毒的现象。建议孕妈

妈每天摄入维生素 B_1 的量为：孕早期（孕 $0 \sim 11^{+6}$ 周）每天 1.2mg、孕中期（孕 $12 \sim 27^{+6}$ 周）每天 1.4mg、孕晚期（孕 28 周～分娩）每天 1.5mg。

2）维生素 B_2

维生素 B_2 又叫核黄素，是构成体内许多黄素酶中的辅酶，参与了体内生物氧化与能量的合成；还参与了体内的抗氧化防御系统；参与了药物的代谢；能够提高人体对环境的应激适应能力。我们体内的维生素 B_2 的需要量主要和热量、蛋白质的摄入量有关系，生长加速、创伤恢复阶段、妊娠期、哺乳期能量和蛋白质的需要量增加时，维生素 B_2 的需要量也会随之增加。所以，不同的年龄、劳动强度、性别及生理状况所需要的维生素 B_2 也是不一样的。维生素 B_2 的食物来源也是非常广泛的，动物性食物中的含量比植物性食物要多，肝脏、肾脏、心脏、奶类和蛋类食物中的含量尤为丰富。此外，在大豆和各种绿叶菜中也含有维生素 B_2；而谷类、根茎类和一般蔬菜、水果中维生素 B_2 的含量比较少。建议孕妈妈每天摄入维生素 B_2 的量为：孕早期（孕 $0 \sim 11^{+6}$ 周）每天 1.2mg、孕中期（孕 $12 \sim 27^{+6}$ 周）每天 1.4mg、孕晚期（孕 28 周～分娩）每天 1.5mg。

3）维生素 B_6

维生素 B_6 经磷酸化后参与体内氨基酸、脂肪酸和核酸的代谢。一般动物性和植物性的食物中都含有维生素 B_6，但是含量都不高，含量最高的食物是白色的肉类（如鸡肉和鱼肉），其次是肝脏、豆类和蛋黄；水果和蔬菜中的维生素 B_6 含量也相对较高，其中最少的是柠檬类的水果；奶类含维生素 B_6 比较少。

说起维生素 B_6，可能很多孕妈妈并不陌生，因为很多孕妈妈经历过比较严重的早孕反应，当早孕反应严重以至于产生酮体时，可能产科医生就会为孕妈妈输液治疗，治疗的药物中就有维生素 B_6，说明维生素 B_6 可以用于辅助治疗早孕反应。其实，维生素 B_6 的生理功能远远不止于此。

维生素 B_6 参与了很多重要物质，如一碳单位、维生素 B_{12}、叶酸等的代谢过程。其中，一碳单位代谢异常可以导致巨幼红细胞性贫血。

维生素 B_6 还参与了氨基酸的代谢，在人体内整个蛋白质代谢过程中有非常重要的作用。

维生素 B_6 参与了糖原和脂肪的代谢，催化肌肉和肝脏中的糖原转化过程，还参与了亚油酸的合成以及花生四烯酸和胆固醇的合成和转运。

维生素 B_6 参与烟酸的形成。

维生素 B_6 和免疫功能相关：维生素 B_6 对人体的免疫系统功能会产生影响，当维生素 B_6 缺乏时，免疫功能就会受到损害。

维生素 B_6 和神经系统的功能相关：维生素 B_6 摄入不足时可能发生脑电图异常，而且往往伴随着维生素 B_2 的缺乏。

正因为维生素 B_6 参与了体内多种物质的代谢过程，如果缺乏时会有各种临床症状表现出来，如口炎、口唇干裂、舌炎、易受刺激、抑郁甚至混乱等。一般食物来源的维生素 B_6 不会发生过量或毒副作用的问题，但是过量的维生素 B_6 则可能导致严重的不良反应，主要表现为感觉神经异常。孕妈妈的维生素 B_6 推荐摄入量是每天 2.2mg。

4）维生素 B_{12}

维生素 B_{12} 在体内以两种辅酶的形式参与生化反应，对于内因子缺乏活性导致吸收障碍而引起的致死性恶性贫血具有奇特的治疗和预防效果。维生素 B_{12} 的主要来源是动物性食物，主要为肉类、动物的内脏、鱼类、禽类、贝壳类及蛋类食物，但是乳类和乳制品中维生素 B_{12} 的含量比较少。

维生素 B_{12} 有以下生理功能：维生素 B_{12} 参与同型半胱氨酸甲基化转变为蛋氨酸和甲基丙二酸－琥珀酸的过程，维生素 B_{12} 缺乏可能导致高同型半胱氨酸血症，还可能继而导致细胞内叶酸的缺乏，即继发性功能型叶酸缺乏。

维生素 B_{12} 不足时，由于叶酸缺乏可导致巨幼红细胞性贫血，而且可能发生神经系统的损害，表现为精神抑郁、记忆力下降、四肢震颤等症状。维生素 B_{12} 缺乏时，还可能出现一些其他的临床表现，如舌、口腔和消化道的黏膜发炎；牙龈出血；头痛、恶心、食欲下降、眼睛和皮肤发黄、月经不调、体重减轻等。如果是孕期或者哺乳期的妈妈发生维生素 B_{12} 的缺乏，可能导致宝宝发生昏睡、生长迟缓、烦躁、大脑发育不良甚至后期发育迟滞等不良后果。建议孕妈妈每天的摄入维生素 B_{12} 量为 2.9mg。

5）烟酸

可能和之前的维生素比起来，这个名词会让孕妈妈们觉得比较陌生。烟酸也是维生素吗？是的，烟酸是一种 B 族维生素，又叫抗癫皮病因子、维生素 PP，在碳水化合物、脂肪和蛋白质的能量释放中起着重要的作用。烟酸在体内以辅酶 I 和辅酶 II 的形式作为脱氢酶的辅酶参与呼吸链的组成，在生物氧化还原反应中起着电子载体或递氢体的作用；以辅酶 I 的形式参加蛋白质核糖基化过程，与 DNA 的复制、修复和细胞分化有关；作为葡萄糖耐受因子的组成成分，促进胰岛素的反应；大剂量服用烟酸具有降低血胆固醇及扩张血管的作用。

烟酸广泛存在于动物性和植物性食物中，尤其是动物内脏、奶及奶制品以及蔬菜中含有较多的烟酸；谷类含量居中，而且要视加工的程度而异。由于肉类的蛋白质中含有色氨酸，可以转变成为烟酸，所以相对来讲烟酸的含量是比较高的。人体内维生素 B_6 不足，会影响色氨酸对烟酸的转变。虽然玉米也是含烟酸比较高的食物，但是其中的烟酸是结合形式，不能够被我们吸收利用。如果用碱处理玉米，可以将玉米中的烟酸释放出来而被人体吸收。另外，酵母中也含有较多的烟酸。孕妈妈的烟酸每日推荐量是 12mg。

6）叶酸

叶酸这个名词大家绝对都是非常熟悉的，很多孕妈妈都知道在备孕阶段就要开始口服叶酸了，原来我们所熟知的叶酸也是一种 B 族维生素！知道为什么叫叶酸吗？因为这种物质曾经在 1941 年被人类从菠菜中提取出来，因此被命名为叶酸，这个名称一直沿用到了今天。叶酸可以参与我们体内一碳单位的传递，嘌呤、胸腺嘧啶及核酸的合成，氨基酸的代谢，血红蛋白及甲基化合物的合成，可见叶酸和许多重要的生化过程密切相关，对细胞分裂、增殖和组织生长具有极其重要的作用。

对于孕妈妈和备孕的妈妈而言，叶酸更是非常重要的。因为受孕期前后，叶酸缺乏可能导致新生儿神经管的畸形，补充叶酸可以使出生的宝宝体重增加，降低低出生体重儿的发生率，并且可以预防新生儿的神经管畸形。在这里建议各位孕妈妈及备孕的女性，要从有怀孕计划开始就要口服叶酸制剂，每天 0.4mg，如果是意外怀孕就要从发现怀孕开始尽早补充叶酸。

叶酸也是广泛存在于各类食物当中的，富含叶酸的食物有动物的肝脏、肾脏、鸡蛋、豆类、酵母、绿叶蔬菜、水果及坚果类食物。因为叶酸和孕妈妈的关系非常密切，我们列出常用食物叶酸含量表（表1-3），以便各位孕妈妈了解各类食物中的叶酸含量。

表 1-3　常用食物中叶酸的含量（μg/100g 食物）

食物	叶酸含量	食物	叶酸含量	食物	叶酸含量
猪肝	425.1	鲜牛奶	10.7	黄瓜	29.0
鸡肝	1172.2	豆腐	39.8	马铃薯	12.4
鸡蛋	70.1	绿豆	393.0	番茄	5.6
带鱼	2.0	菠菜	87.9	苹果	6.3
虾	26.4	韭菜	61.2	小麦粉	23.3
黄豆	181.1	生菜	31.6	小米	22.4

（6）维生素C

维生素 C 也是大家很熟悉的一种维生素，又叫抗坏血酸。维生素 C 参与体内的氧化还原过程，参与胶原的形成和维持，促进铁的吸收和储存，参与胆固醇及酪氨酸、色氨酸的代谢、解毒作用，还具有抗癌的作用。此外，维生素 C 还参与了叶酸的代谢，对于维生素 A、维生素 E、多不饱和脂肪酸有保护的作用，可以防止它们氧化，以及阻止某些过氧化物的形成，从而具有"美容、养颜、抗衰老"的作用。

维生素 C 的主要食物来源是新鲜的蔬菜和水果，如绿色和红黄色的辣椒、菠菜、西红柿、韭菜、柑橘、红果、柚子、草莓、橘子和橙子等；野生的蔬菜和水果，如苜蓿、苋菜、刺梨、沙棘、猕猴桃和酸枣等含维生素 C 尤为丰富。只要经常能够吃到足量的蔬菜和水果，并注意蔬菜的合理烹调方法，一般来讲不会发生维生素 C 的缺乏。动物性食物中，只有肝脏和肾脏含有少量的维生素 C，肉类、鱼类、禽类、蛋类和奶类食物中维生素 C 的含量比较少。

维生素 C 的缺乏症称为坏血病，早期症状是倦怠、疲乏、急躁、呼吸急促、牙龈疼痛出血、伤口愈合不良、关节肌肉短暂性疼痛、易发生骨折等；典型的症状是牙龈肿胀出血、牙床溃烂、牙齿松动、毛细血管脆性增加；严重的症状是皮下、肌肉和关节出血及血肿形成，出现贫血、肌肉纤维衰退、心脏衰竭、内出血等。

建议各位孕妈妈在孕早期和孕中期每天摄入维生素 C　100mg，孕晚期每天摄入 115mg。

7. 矿物质

临床工作中，我们经常会遇到孕妈妈主动要求检查微量元素，看自己有没有缺钙。那么什么是微量元素呢？要求查微量元素看有没有缺钙这个说法正确吗？

其实微量元素是我们体内矿物质的一种，矿物质是针对有机化合物而言的。我们知道，蛋白质、脂肪、糖类和维生素都属于有机化合物，组成的元素主要是碳、氢、氧、氮四种元素。但是，人体除了需要这些有机物质之外，还需要一定量的无机元素才能够维持正常的生理活动，保持我们的健康。我们将人体内除了碳、氢、氧、氮以外的元素统称为矿物质，是无机盐和微量元素的总称。

人体内的矿物质可以分为常量元素和微量元素两种。在人体中含量大于 0.01% 的无机盐称为常量元素，其中含量较多的（＞5g）有钙、磷、钾、钠、氯、镁、硫 7 种；而在人体中含量小于 0.01% 的无机盐称为微量元素，包括铁、铜、锌、碘、锰、钼、钴、铬、镍、锡、钒、硅、氟和硒共 14 种。

（1）钙

钙是人体内含量最多的矿物质，其中 99% 存在于骨骼和牙齿中，是构成骨骼矿物质的主要成分。

钙的主要生理作用有以下几个方面：形成和维持骨骼及牙齿的结构；维持神经肌肉的活动；参与凝血的过程；是生物膜的组成成分，对维持生物膜正常的通透性有重要作用。钙的食物来源是什么呢？估计孕妈妈们都可以回答出来，是奶和奶制品。此外，豆类、豆制品、虾皮、海带、芝麻酱、发菜、银耳、骨粉、牡蛎等也是含钙量比较高的食物。

当钙摄入不足时，机体可以通过几种激素的作用维持体内环境的稳定，仍然可以使血钙浓度保持在正常的水平。骨骼是人体内最大的钙储存库，当血钙浓度下降的时候，机体可以通过激素调节，使得骨骼中的钙释放出来；同时促进活性维生素 D 的形成，从而增加肠道对钙的吸收；减少尿液中钙的排出。所以，当钙摄入不足的时候，并不会首先表现出机体代谢活动方面的功能障碍，而是使得骨骼中的钙储备不断地流失，表现为骨骼的病变。孕期钙的摄入不足虽然对于宝宝没有明显的不良影响，但是可以使产后妈妈的骨密度下降。

但是钙摄入也不可以过量，钙摄入过多时可能会干扰其他矿物质的吸收，如影响铁的吸收，会对锌平衡有影响；过量的钙摄入可能和肾结石的发病相关。一般饮食中摄入的钙不会发生钙摄入过量的问题，但是如果重复使用钙强化食品则有可能摄入过量。孕妈妈们每天的推荐摄入量是：孕早期每天 800mg，孕中期和孕晚期每天 1000mg，可耐受的最高摄入量是每天 2000mg。

（2）铁

人体内含铁化合物按照分布和功能可以分为功能铁（主要分布在血红蛋白、肌红蛋白和含铁酶类中）和储存铁（以铁蛋白和含铁血黄素的形式存在于肝、脾和骨髓中）。

铁在食物中的分布不均衡，吸收率差别也比较大。一般情况下，动物性食物如动物的肝脏、动物血、畜类和禽类的肌肉等中铁的含量和吸收率比较高，是铁的良好来源，植物性食物中铁的吸收率比动物性的来源要低，一般粮谷类、蔬菜及水果中铁的含量都不高，利用率也比较低。需要提醒各位孕妈妈的是，牛奶是贫铁食物，而且吸收率不高。

铁是人体必需的微量元素，铁缺乏容易引起贫血。铁缺乏除了可能导致贫血外，还可能使运动能力降低、体温调节功能发生障碍、智能障碍、免疫力下降等。此外，铁缺乏也影响血素酶的合成，并因此影响能量代谢和脑内多巴胺受体合成，对新出生宝宝的智力发育产生不可逆的影响。孕妈妈容易发生缺铁性贫血，那么在补充铁剂的时候有一些注意事项需要请各位孕妈妈注意：通过食物来补铁要以动物性铁为主，因为植物性食物中含铁量不高，而且吸收率也较低；补充铁剂的同时补充维生素 C，有利于铁的吸收，因为维生素 C 是体内的还原剂，可以使铁处于二价铁离子状态而易于被我们的肠道吸收；不能和钙剂同服，因为钙会干扰铁的吸收；茶中的鞣酸可干扰铁的吸收，贫血的人尽量少喝茶水；牛奶也可以干扰铁的吸收；铁剂补充的最佳时间是两餐之间；膳食中补充足量的维生素 B_2、维生素 B_{12}、叶酸也有利于铁的利用和血红蛋白的形成。

很多孕妈妈在产检的时候会问大夫：我担心自己会贫血，要不要补铁呢？正常情况下，通过膳食的补充不会发生铁中毒，但是过多补充铁剂则有可能发生铁中毒。如果消化道长期吸收铁过量，可能会发生慢性中毒的现象，主要损伤的器官是肝脏，可能导致肝脏纤维化、肝硬化、肝细胞瘤。铁过量时通过催化自由基的生成、促进脂蛋白过氧化形成氧化低密度脂蛋白等作用，参与动脉粥样硬化的形成。铁过量可导致机体氧化和抗氧化系统平衡失调，直接损伤 DNA，诱发基因突变，和肝脏、结肠、直肠、肺脏、食管、膀胱等多种器官的肿瘤发病有关。所以如果没有必要，不需要额外补充铁剂。对于孕妈妈来讲，铁的参考摄入量为孕早期每天 20mg，孕中期每天 24mg，孕晚期每天 29mg，每天最大可耐受的剂量为 42mg。

（3）碘

碘是最先被确认为人体所必需的微量元素，在自然界分布广泛，对于我们的营养极为重要。海洋是自然界碘的来源，海洋生物如海带、紫菜、鲜海鱼、干贝、海参、海蜇、龙虾等的含碘量很高；而远离海洋的内陆山区或不易被海风吹到的地区，土壤和空气中含碘量较少，这些地区的食物含碘量也不会高。对于缺碘地区可以使用加碘盐或碘油进行碘的补充。

碘在人体主要参与甲状腺激素的合成，其功能也是通过甲状腺激素的生理作用显示出来的。碘的生理功能主要有：

1）参与能量代谢：促进生物氧化和协调氧化磷酸化过程，促进物质的分解代谢和能量转换，增加耗氧量，加强产热作用。碘不仅对维持和调节体温起重要作用，而且通过能量代谢对保持正常的新陈代谢和生命活动是至关重要和必需的。甲状腺激素过少或过多会导致甲状腺功能减退症（甲减）或甲状腺功能亢进症（甲亢）。

2）促进体格的生长和发育：肌肉、骨骼、性器官、身高、体重等的发育或分化都必须有甲状腺激素的参与。因为甲状腺激素能促进蛋白质的合成，促进维生素的吸收和利用，活化许多重要的酶类而促进物质的代谢。

3）促进脑发育：对于宝宝而言，从妊娠中期持续到出生后 2 岁，甲状腺激素发挥着不可替代的作用。胚胎期及出生后早期缺碘或者甲状腺激素不足，都会影响神经细胞的增殖分化、发育及功能。妊娠前及整个妊娠期孕妈妈缺碘或甲状腺激素缺乏均可导致宝宝脑蛋白合成障碍，使得脑蛋白质含量减少，细胞体积缩小，脑重量减轻，直接影响宝宝的智力发育。因此妊娠期的甲减可导致宝宝不同程度的脑发育障碍，出生后表现为不同程度的智力落后。缺碘对大脑神经的损害是不可逆的，如果宝宝在妈妈肚子里就处于缺碘状态，即使出生后立即改善缺碘状态，也只能防止缺碘对大脑的进一步损害，不能明显改善智力发育；碘缺乏引起的甲状腺功能减退症导致的神经学损害以孕早期最为严重。

机体因为缺碘而导致的一系列障碍或者疾病称为碘缺乏病，成人主要表现为甲状腺肿大、甲状腺功能减退、智力障碍、碘性甲状腺功能亢进等；如果孕妈妈缺碘，对于胚胎期的宝宝而言，可能导致流产、胎死宫内、先天畸形、智力落后、体格矮小、神经运功功能发育落后、甲状腺功能减退等。

但是碘过量的危害也是很大的，长期碘摄入量过高或者一次性摄入过多的碘，会危害到人体健康，可能引起高碘性甲状腺肿、碘甲亢、碘甲减、慢性淋巴细胞性甲状腺炎、甲状腺癌、碘过敏和碘中毒等。

孕妈妈的参考摄入量为每天230μg，最大可耐受剂量为每天600μg，建议孕妇每周进食一次富含碘的海产品。

（4）锌

锌被称为"生命的火花"，通过这个描述就可以知道锌对于我们的生命健康是多么的重要，它与人类遗传和生命活动有密切的关系。锌的来源很广泛，主要是动物性食物，海产品、动物的肝脏、瘦肉是锌的良好来源；此外，动物内脏、蛋黄、奶、大豆、豆类中锌的含量也较丰富，其中含量最高的是牡蛎。粮谷类食物、蔬菜、水果中锌含量比较少而且吸收率比较低。

锌是动、植物和人类必需的微量元素，是很多重要代谢过程中酶的组成成分。锌是人体中 200 多种酶的组成成分，能够维持正常的味觉和食欲；对于胎儿的生长发育也很重要，孕妇缺锌可使胎儿中枢神经畸形、脑发育不全、智力低下，即使出生后补锌也无济于事。

孕妈妈缺锌时可能对宝宝的生长发育造成影响，所以有的孕妈妈会盲目补锌。如果一次摄入 2g 以上的锌就会发生锌中毒，导致上腹疼痛、恶心、呕吐、腹泻等症状。长期补充大剂量的锌可能发生贫血、免疫功能下降、高密度脂蛋白降低等不良反应；可引起继发性的铜缺乏，损害免疫器官和免疫功能。

锌的孕期推荐量为每天 9.5mg，可耐受的最大剂量为每天 40mg。

（5）硒

硒是一种稀有的非金属元素，只占地壳成分的百万分之一。但是，硒在人体的新陈代谢过程中却有着重要作用，是人体必需的微量元素之一。膳食中适当的含硒量是应激条件下保持健康的重要因素之一。硒参加谷胱甘肽过氧化物酶的组成，参与免疫功能的维持；促进人体的生长和繁殖；保护心血管和心肌的健康；硒还可以预防克山病的发生；硒和重金属有很强的亲和力，是一种天然的对抗重金属的解毒剂；硒可以保护视觉器官的健全功能和视力；另外，硒还具有抗肿瘤的功能。

食物的含硒量受地球化学条件的影响。不同地区土壤和水中含硒量的差别很大，因此，食物的含硒量也有很大差异。一般来讲，肝脏、肾脏、海产品及肉类是硒的良好来源。谷类的含硒量随该地区土壤的含硒量不同而有所不同，蔬菜和水果的含硒量一般比较低。

（6）铬

铬是葡萄糖耐量因子的重要组成成分，也是人体必需的营养物质。铬可能对血清胆固醇的内环境稳定有作用，能促使胆固醇和脂肪酸的生成，预防动脉粥样硬化；铬是某些酶的活化剂，是核酸类的稳定剂，铬在核酸的代谢或结构中可能发挥作用，可促进蛋白质代谢和生长发育。

一般来讲，肉类尤其是动物的肝脏和其他内脏是生物活性高的铬的来源。啤酒酵母、未加工的谷类、麸皮、糠、硬果类食物、乳酪也含有较多的铬；软体动物、海藻、红糖、粗砂糖中铬的含量高于白糖。家禽、鱼类和精制的谷类食物中含有少量的铬。长期食用精制食品和大量的精制糖可促使体内铬的排泄增加，造成铬的缺乏。

（7）镁

镁在正常人体内约含 25g，可以维持骨细胞的结构和功能，参与多种酶促反应，维持神经肌肉的兴奋性在正常水平，对甲状旁腺的分泌有调节作用。如果镁缺乏可能表现出恶心、肌肉无力、烦躁、精神错乱等。

镁含量最丰富的食物是植物的种子，包括坚果、荚果（豆类）及未碾磨的谷稻，大黄米、黑米、荞麦、玉米等杂粮较精白米面的镁含量高很多倍。另外，深绿色叶菜含镁也很丰富。肉类、鱼类和奶类中镁含量不高；除香蕉之外，其他水果的镁含量也比较低。

四、各类食物的营养价值

首先我们要明白，之所以要了解各个食物的营养价值，是因为知道了各种食物的营养价值，可以全面地了解这种食物的天然组成成分，可以了解它的营养缺陷，最大限度地利用它的营养价值，并在膳食安排中设计其他食物来弥补这种食物在营养方面的不足。此外，了解了一种食物在制作和加工的过程中对食物营养成分的变化，可以采取相应的有效措施，最大限度地保存食品中的营养素含量，改进工艺流程，提高对食物营养价值的利用。

现在我们就来介绍各类食物的营养价值以及如何选择和制作食物的知识。

1. 谷类食物

谷类食物就是我们平常所说的主食，是孕妈妈们能量的主要来源。主要包括小麦、大米、玉米、高粱、薯类等杂粮，其中我们最常吃的是大米和小麦。谷类食物在我国居民的膳食构成比中能够占到 49.7%，非常重要。

谷类食物中的蛋白质：谷类食物中蛋白质的含量一般为 7% ～ 16%，并不算很高，但是因为每天摄入的总量比较多，所以也是我们蛋白质的重要来源。谷类食物的蛋白质主要有谷蛋白、醇蛋白、白蛋白和球蛋白四种，其中以谷蛋白和醇蛋白为主。但是谷类食物中的氨基酸组成不平衡，赖氨酸的含量很少，苏氨酸、色氨酸、苯丙氨酸和蛋氨酸的含量也很低，所以谷类食物的蛋白质营养价值低于动物性的食物。为了提高谷类食物的蛋白质营养价值，可以使用最缺少的氨基酸进行强化。如果孕妈妈们留心，就可能注意到超市里卖的粮食类食品中有强化赖氨酸的谷类食品；另一方面，我们可以利用蛋白质的互补作用，与相应的食物蛋白质混合搭配，以提高蛋白质的营养价值，比如将粮食和动物性食物或者大豆混合使用，可以大大提高蛋白质的营养价值。所以，一碗单纯的白米饭和大米＋大豆做成的豆饭相比，蛋白质的营养价值会差很多。

知道了这些知识，对于我们日常的饮食制作和安排还是很有好处的，也许只需要使用一点点的技巧就能够在食物的种类和热量不变的前提下增加营养价值。

谷类食物中的脂肪：谷类食物中脂肪的含量非常少，只占到 1% ～ 2%，主要是三酰甘油和少量的植物固醇及卵磷脂。小麦和玉米胚芽中含有大量油脂，所提取的胚芽油 80% 为不饱和脂肪酸，其中 60% 为人体必需的亚油酸。胚芽油是一种营养价值很高的食用油，对于防止动脉粥样硬化和降低血清胆固醇等有积极作用。

谷类食物中的糖类：谷类食物中的糖类主要形式是淀粉，含量可以达到 70%，淀粉经烹制后容易消化吸收，是我们最经济和最主要的能量来源。

谷类食物中的矿物质：谷类食物中含有丰富的磷、钙、铁、锌、锰、镁、铜和钴等矿物质。所有矿物质均与纤维素呈平行分布，主要存在于谷皮和糊粉层中，在粗粮加工成细粮的过程当中，大部分矿物质就流失掉了。所以我们所食用的粮食中矿物质营养价值很低。

谷类食物中的维生素：谷类食物中的维生素主要是 B 族维生素，特别是维生素 B_1 和烟酸，此外还含有维生素 B_2、泛酸和维生素 B_6 等。维生素集中分布在糊粉层、吸收层和胚芽，胚芽中还含有维生素 E，在加工碾磨过程中，保留谷粒周围部含量越低，维生素的含量也会越低。

谷类加工的目的主要是经过适当的碾磨去除杂质和谷皮，使得谷物成为粉状或者颗粒状，便于我们食用，改善口感同时利于我们消化和吸收。但是由于谷粒构造的特点，其所含的各种营养素分布不均匀，维生素、矿物质和含赖氨酸较高的蛋白质大多集中在谷粒的周围部分和胚芽，而越接近胚乳内部含量越低。因此，粮食加工碾磨的过程中，很多营养素将随着加工的精细度增加而丢失得越多。如小麦的出粉率由 85% 递降至 80% 和 70% 时，维生素 B_1 的损失率也相应地由 11% 递增至 37% 和 80%，就是说越是精细的白面，维生素 B_1 的丢失越多；再比如标准米、九二米、中白米和上白米中维生素 B_1 的丢失率分别为 41%、48%、52% 和 63%。那是不是我们干脆放弃吃细粮，全部吃粗加工的粮食呢？也不是这样的。因为如果粮食加工得过为粗糙，虽然营养素丢失较少，但是口感较差，消化吸收率也会相应下降。所以，粮食加工的最佳标准是既能够保持最好的口感性状、最高的消化吸收率，又能够最大限度地保留各种营养素。为了克服精白米和精白面的营养价值缺陷，我们可以选用营养素强化的谷类食物；做面条的时候，在白面中适当加一些玉米面或者荞麦面等。

谷类食物在烹制的时候也会造成营养素的丢失。米是我国居民的主食之一，用米做饭很方便，淘洗干净后可以蒸着吃或者焖米饭都可以。但是孕妈妈们是否知道，米中含有一些溶于水的维生素和矿物质，而且大部分集中在米粒的外层，所以米是不可以过多淘洗和久泡的。过度搅拌、用力搓洗，尤其是久泡之后进行淘洗，就会使大量的水溶性维生素和矿物质随之流失。在淘米的过程中，维生素 B_1 损失率可以达到 $40\% \sim 60\%$，维生素 B_2 的损失率也可以达到 $23\% \sim 25\%$，同时，蛋白质、脂肪、糖类和矿物质等也会有不同程度的流失。一般来讲，淘米过程中营养素的损失率和揉搓次数、浸泡时间、用水量以及水的温度呈正相关。因此，淘米应该以除去泥沙为适宜的程度，用凉水淘洗，不要用流水或热水，用水量和淘洗次数也要尽量少，淘米前后均不适宜浸泡，如果淘米之后浸泡，应该将浸泡的水和米一起放入锅中。除了淘米会使营养素丢失之外，蒸煮过程中的加热主要会使 B 族维生素丢失；由于维生素 B_1 和维生素 B_2 在碱性环境中极不稳定，应尽量避免烹制食物时加入碱，如炸油条时加入碱和高温可以使 50% 的维生素 B_2 和烟酸丢失，而维生素 B_1 则可能全部损失；烘烤面包和饼干的过程中，赖氨酸的氨基会和羧基化合物起反应，使赖氨酸失去效能。

下面为各位孕妈妈附上几个有代表意义的主食食谱，希望大家对于主食在搭配及加工方面的注意事项能够有更直观的感受和认识。

（1）豆米饭

将大米和杂豆一起淘洗干净，将米饭和杂豆一起放入电饭锅中，加适量的水焖制，出锅后搅拌均匀些就可以食用了。

这份食谱制作非常简单，临床上孕妈妈们接受程度很高。

（2）红豆燕麦仁米饭

红豆和燕麦仁洗净后提前浸泡 $10 \sim 20$ 分钟，将大米洗净后和红豆、燕麦仁一起放入电饭锅中焖制，出锅后搅拌均匀就可以食用了。

在这份食谱中孕妈妈们知道应该注意什么吗？大家应该记得吧：米粒中哪些溶于水的维生素和矿物质大部分集中在米粒的外层，在淘洗和浸泡过程中能够溶于水之后随着水被倒掉而流失。在谷类食物的加工过程中，无论在淘洗前还是在淘洗后都不建议浸泡。但是这份食谱中，为了保证和白大米同步做熟，必须先把红豆和燕麦进行浸泡。那么，我们就需要注意了，把红豆和燕麦淘洗干净之后再浸泡，然后要把浸泡的水和红豆燕麦一起倒入电饭锅中焖制，以减少维生素和矿物质的流失。

（3）四合面馒头

把 5g 酵母倒入 100g 的温水中激活，把 400g 白面 +50g 小米面 +50g 黄豆面 +50g 玉米面 +50g 奶粉加入面盆中混合。把鸡蛋打散后打入面粉中，用水把面团和匀。把面团醒至原来的 2 倍左右大小，再揉面团把空气排出，揉至醒面之前的大小，将面团分成 12 个小剂子，再充分地揉成馒头的形状，放到锅里二次发酵。冷水上锅开始，使用中火蒸，冒热气后蒸 15 分钟，焖三分钟后即熟。

这份食谱也很有代表意义，不仅口感良好，更重要的是在主食制作的过程中，在主食的食材中加入了蛋白质。我们知道，谷类中的氨基酸组成不平衡，所以谷类的蛋白质营养价值低于动物性的食物。为了提高谷类食物的蛋白质营养价值，可以使用最缺少的氨基酸进行强化。那么，在这份食谱中，主食中混入蛋白质克服了谷类食物的营养价值缺陷。

另外想和孕妈妈们分享的是：在制作四合面馒头的过程中，为了保证良好的口感，请各位孕妈妈尽量要充分揉面，面一定要揉到位，才会有比较好的口感；如果天气寒冷，发酵会比较困难，可以放到暖气上或者蒸锅里加一些温水进行发酵。

2. 奶和奶制品

日常生活中最常见的奶类食物是牛奶。鲜牛奶一般含水分

87%～89%；含蛋白质 3%～4%，比母乳高 3 倍；含脂肪 3%～5%，其中 95%～96% 为三酰甘油，且以较高的微粒分散于乳浆中，所以很容易消化吸收。牛奶中的胆固醇含量较低。奶中所含的糖类全部是乳糖，含量约为 4.5%，乳糖在肠道中能够助长某些乳酸菌的繁殖和抑制肠腐败菌的生长。奶类几乎含有婴儿所需要的全部矿物质，其中钙、磷、钾的含量尤为丰富，每 100 毫升的牛奶可以提供 120mg 的钙，是钙的良好来源。此外，牛奶中含有维生素 A、维生素 D、维生素 B_1 和维生素 B_2，牛奶是维生素 B_2 的较好来源。鲜奶可以加工成各种奶制品，如奶粉、浓缩奶、调制奶、酸奶、奶酪和奶油等。

营养学界普遍认为奶类所含的营养素比较全面，营养价值高而且易于消化吸收，适合孕妇、幼儿和老年人食用。但是我们也常常能够看到，有的孕妈妈一喝鲜牛奶就会发生腹泻和腹痛等消化道症状。这是因为乳糖不耐受造成的。什么叫乳糖不耐受呢？一般而言，哺乳动物的幼体在断乳后，开始逐渐减少乳糖酶的合成，幼儿在 4 岁的时候通常会失去 90% 的乳糖消化能力。有一些人种的染色体可以发生基因突变，表现能终止乳糖酶的减少性状，所以这些人种终身能够消化乳糖，而大部分人在成年后不会发生这种突变，从而表现出乳糖不耐受的症状。在缺乏乳糖酶的情况下，人摄入的乳糖不能被消化吸收进血液，而是滞留在肠道，肠道细菌发酵分解乳糖的过程中会产生大量气体造成腹胀；同时过量的乳糖还会升高肠道内部的渗透压，阻止对水分的吸收而导致腹泻；有的人还会发生嗳气、恶心等，这些症状称为乳糖不耐受症。临床上，乳糖不耐受的症状个体差异比较大，大多数有乳糖不耐受的人仍然可以喝牛奶，只是不能超过一定的数量，而有些乳糖不耐受的人则表现得比较明显，喝少量的牛奶就会产生不适的感觉。那么这样的孕妈妈应该怎么办呢？对于这样的孕妈妈，我们一般对她们提出以下几个建议。第一，少量多次地摄入乳制品，因为即使是症状较明显的乳糖不耐受，也可以耐受少量的乳类，所以少量多次地食用牛奶可以减轻乳糖不耐受反应。一般情况下，建议一次食用量不超过 250ml 为宜，只要每次饮牛奶时能掌握合理的间隔时间和每日摄入总奶量，就能够避免出现乳糖不耐受的症状。比如我们之前所列出的食谱中，建议孕妈妈每天早上和晚上各服用牛奶 240g，大多数孕妈妈不会出现乳糖不耐受的症状。第二，不要空腹喝牛奶，尤其是清晨空腹喝牛奶可能会使乳糖不耐受的症状加重，所以建议各位孕妈妈在早餐时间和其他食物一同食用，可以减轻或不出现乳糖不耐受症状。第三，如果服用鲜牛奶症状明显，可以考虑食用酸奶，因为发酵乳中的乳糖已有 20%～30% 被降解，易于消化吸收，同时能够减轻乳糖不耐受的症状。

除了买鲜牛奶和现成的酸奶、奶酪之外，孕妈妈们可以尝试一下自己动手制作奶制品。

（1）自制酸奶

准备好酸奶机、纯牛奶 500ml 和乳酸菌 0.5g，把做酸奶的模具用热水烫洗干净并消毒备用。先把少量的纯牛奶倒入模具中，加入 0.5g 乳酸菌，用小勺子充分搅拌均匀以防止发生结块的现象，把剩下的牛奶倒入模具中再次充分搅拌后放入酸奶机中开始工作，8～12 小时后取出，此时的酸奶应呈豆腐脑状的固体形态。盛出后根据个人的口味加入蜂蜜或白糖即可食用，食用时可以加入水果或者谷物麦片。

确实经常见到有孕妈妈服用牛奶后乳糖不耐受症状明显，改用酸奶是最常用的应对方法。在制作酸奶的过程中，建议各位孕妈妈尽量不要放糖，等食用时再根据口味放入少量白糖或蜂蜜，这样可以使做出的酸奶口感更好。另外，酸奶做好后还是温热状态，很多孕妈妈发现冷藏后再吃口感更好，这里要提醒各位孕妈妈注意兼顾胃肠功能，吃生冷的东西要适量；当然酸奶也不适合加热食用，因为酸奶中的有效益生菌在加热后会大量死亡，营养价值降低，味道也会有所改变。还有就是酸奶不要空腹喝，因空腹时饮用酸奶，乳酸菌易被杀死，保健作用会减弱。

如果有的孕妈妈只是想偶尔做一次酸奶，家里没有酸奶机，那么可以尝试一下下面的做法：使用现成的酸奶，加上鲜牛奶搅拌均匀，密封起来，放置在一个恒定的温度下（一般30℃即可）半天左右即可形成酸奶。

（2）自制双皮奶

取适量的牛奶倒入锅中，煮至沸腾后倒入碗中，这时会看到牛奶表面结起一层皱皱的奶皮；拿另一个空碗，放入2个蛋清，搅匀至糖溶解；待装有牛奶的碗稍凉后，用筷子把奶皮刺破，再将牛奶慢慢倒入装有蛋清的大碗，搅拌均匀；然后沿碗的边缘缓缓倒回留有奶皮的大碗，奶皮会自己浮起来；最后上锅隔水蒸十分钟即可。

双皮奶是一种口味比较独特的小吃，有很多孕妈妈喜欢吃，但是觉得买到的成品双皮奶往往都太甜了，希望能自己做出嫩滑可口的双皮奶，那么大家就可以试着按照上面的做法尝试一下。孕妈妈们在制作过程中可能最常遇到的问题就是双皮奶不结奶皮。煮牛奶时不结奶皮可能是因为煮的不够久。也可以试试煮牛奶的时候不要煮沸腾，煮到快要沸腾时就开始离火，过一会儿再接着煮，反复几次里面的水分蒸发出来牛奶就会变浓了，这样静置一会就会出现奶皮了。

3.肉类食物

畜类、禽类及鱼类的肉含有丰富的蛋白质，而且营养价值高，同时易于消化吸收。内地的肉类食物以畜类和禽类为主，而沿海地区可能鱼类所占的比例会相对高一些。畜类、禽类的肉中含有较多脂肪，多为饱和脂肪酸，而鱼类所含的脂肪含量较少，多数为不饱和脂肪酸。它们含的糖类极少，但是含有丰富的铁、磷等矿物质和 B 族维生素，尤其是维生素 B_1、维生素 B_2、维生素 A 和维生素 D。

畜肉中含蛋白质10%～20%，主要是肌球蛋白、肌红蛋白和球蛋白等。这些蛋白质均属于完全蛋白质，大部分存在于肌肉组织中，属于优质蛋白质，营养价值高，易于消化吸收。存在于结缔组织中的间质蛋白，如胶原蛋白和弹性蛋白，由于色氨酸、酪氨酸、蛋氨酸的含量很少，氨基酸的组成不平衡，属于不完全蛋白质，所以利用率较低。禽类蛋白质的含量约为20%，肉质较畜类细嫩，氨基酸组成接近人体的需要，营养价值高，易于消化吸收，而且含氮浸出物较多，所以禽肉炖汤的味道会比畜类更为鲜美。鱼类所含的蛋白质较畜类丰富，含15% ～ 20%，属于优质蛋白，营养价值高，消化吸收好。

畜肉脂肪含量和动物的品种、年龄、肥瘦程度、取样部位相关，如猪肉中肥肉部分脂肪含量可以达到90%，猪肉的里脊部分脂肪含量仅有7.9%，猪前肘的脂肪含量为31.5%，猪五花的脂肪含量为35.3%。畜肉的脂肪以饱和脂肪酸为主，主要成分是三酰甘油、少量卵磷脂、胆固醇和游离脂肪酸。其中，胆固醇多存在于动物的内脏，如100g猪瘦肉的胆固醇含量约为81mg，而100g猪肝则为288mg，100g猪脑中胆固醇为2571mg。不仅仅是猪，大多数动物每100克脑组织中胆固醇的含量都可以高达2000 ～ 3000mg。临床上对于一些平常就很喜欢吃畜类内脏的孕妈妈，我们会建议她们适当减量食用，其中一个原因就是内脏的胆固醇含量比瘦肉要高得多。禽类的脂肪含量较少，易于消化吸收。鱼类的脂肪含量也很少，平均1% ～ 3%，而且大多是多不饱和脂肪酸，易于消化吸收，海水鱼中的多不饱和脂肪酸可以降低血脂、防治动脉粥样硬化，其中就包括我们所熟知的DHA。所以，我们建议孕妈妈们在选择肉类食物时，适当增加鱼类的比例，尤其是深海鱼类。另外，100g鱼类的胆固醇含量一般是100mg左右，100g虾籽的胆固醇含量为896mg，100g蟹黄的胆固醇含量是500mg。

畜肉、禽类和鱼类的糖类含量都很少，以糖原的形式存在于肌肉和肝脏之中。

畜肉和禽肉中富含磷、铁等矿物质，其中肝、肾的含铁量更高，而且吸收率也高，是我们膳食铁的良好来源；但是畜肉中的含钙量却比较低，每 100 克畜肉含量仅为 7.9mg。鱼类富含磷、钙、碘等矿物质，其中虾皮的含钙量高达 2%。

畜肉和禽肉中含有丰富的 B 族维生素，肝脏中富含维生素 A 和维生素 D。鱼类是维生素 B_2 和烟酸的良好来源，鱼的肝脏中含有丰富的维生素 A 和维生素 D。

无论是哪种肉类食物，在烹调的过程中蛋白质含量的变化不大，而且经过烹调之后的蛋白质更有利于消化吸收。矿物质和大多数维生素在炖和煮的过程中损失也不大，但是在高温制作的过程中，B 族维生素损失较多。比如猪肉切成丝，用炒的方法维生素 B_1 可以保存 87%，用蒸肉丸的方式保存率为 53%，用清炖猪肉的方式保存率仅为 40%。

下面附一些食谱和大家一起分享一下，在看所有食谱之前还是要叮嘱各位孕妈妈们自制美味佳肴时一定要注意少油少盐。

（1）芹菜炒牛肉

将少量生抽和苏打粉搅拌均匀，再放入少许料酒和淀粉备用。把牛肉切片后用肉捶或者刀背敲松，这一步会使得炒出的牛肉更滑嫩（在牛肉切片时要注意牛肉的纤维组织比较粗，结缔组织又比较多，应该顺纹切条，横纹切片，这样就可以将长纤维切断；不能顺着纤维组织切，不仅没法入味，还嚼不烂）。使用事先调制好的酱汁拌在牛肉片中，搅拌时可以加少许油，腌制 1～2 小时，这样油将渗入肉中，当入油锅炒时，肉中的油会因膨胀将肉的粗纤维破坏，这样肉就鲜嫩了。芹菜不易入味，所以事先使用少许食盐腌制，这样可以减少炒制的时间。芹菜叶中含的维生素比芹菜梗高，所以除了部分老叶，应该尽量保留芹菜叶食用。锅里放食用油，烧到七成热后放入牛肉，当看到牛肉全部变色后立刻铲起锅。锅里留一部分油，炒香配料，放入青红辣子入锅炒两下（不要太长时间），放入芹菜，中火热油，下牛肉片（主料）划散，至变色立即出锅。青椒，炒至九分熟，倒入牛肉片，伴炒入味，数十秒钟即可出锅装盘。

芹菜炒牛肉是道简单易做的家常小菜，不仅鲜香味美，而且营养丰富！芹菜具有一股特殊的芳香，这种芳香有安神镇定、增进食欲的作用，香味更是浓郁。牛肉含有比较优质的蛋白质，芹菜含有大量的膳食纤维，可以促进食欲、降低血压、健脑、清肠利便、解毒消肿、促进血液循环。这个菜在制作中既要注意保证牛肉的滑嫩，又要注意保证芹菜的鲜脆。所以牛肉最好用滑炒的方法烹制，变色即捞出，而芹菜则事先用少许食盐腌制片刻。这样既可以使芹菜入味，又可以去除芹菜中多余的水分，减少炒制的时间。

（2）小白菜汆丸子

把 250g 牛肉（瘦肉）浸泡冲洗干净后剁成肉蓉放进料盆，加入少量食盐、胡椒粉、料酒和生抽，把少许葱和姜剁成碎末状也放入料盆中，打入一个鸡蛋清，慢慢加入清水顺着一个方向搅打上劲至完全搅拌均匀。锅内放入适量清水，开小火，将牛肉馅用小勺配合抟成大小均匀的丸子，一个一个放进锅里，烧开后撇去浮沫至汤清。待丸子变色浮起后，放入洗干净的小白菜，白菜煮软后，加点盐和香油调味，撒入葱花后即可出锅。

清水煮肉的好处是最大程度地减少了油脂的摄入，但是很多孕妈妈实在觉得白水煮肉片味同嚼蜡、难以下咽。那么可以参考一下这道食谱，既美味可口又能保证优质蛋白质、维生素和纤维素的摄入。这种汆丸子的做法不仅仅适用于牛肉，猪肉和鸡肉也可以使用，各位孕妈妈不妨试一下。

4. 蛋类食物

各种禽类的蛋在营养成分上差别不大，我们常见的蛋类食物是鸡蛋。蛋类不仅营养价值高，而且各类人群都适合食用，其本身是一种营养价值高的方便食品。蛋类食物中除了缺乏维生素 C 之外，几乎含有所有人体必需的营养素。一般推荐孕妈妈们每天吃 60g 蛋类。

蛋类所含的蛋白质是天然食物中最理想的蛋白质，几乎能够被人体完全消化吸收和利用。其蛋白质含量为 14.8%，属于完全蛋白质。脂肪主要存在于蛋黄中，蛋黄中脂肪含量为 30%，呈乳化状态，易于消化吸收，并含有一定量的卵磷脂和胆固醇。每 100 克鸡蛋含胆固醇 600mg。蛋类的矿物质含量丰富，蛋黄中所含的钙、磷、铁较多，并含有较多的维生素 A、维生素 D、维生素 B_2 和维生素 B_1 等。虽然蛋类所含的钙不如牛奶多，但是铁的含量则远超过牛奶中铁的含量。

蛋类无论采用哪种烹调方法，除了会使少量的维生素 B_1 损失外，对于其他的营养成分影响不大。烹调过程中的高温加热不仅具有杀菌作用，而且具有提高其消化吸收率的作用。因为生蛋蛋清中含有抗生物素蛋白和抗胰蛋白酶，能够影响人体对鸡蛋蛋白质的消化和吸收。抗生物素和抗胰蛋白酶在高温条件下可以分解，而半熟的蛋中这两种物质则不能被分解，因此半熟的蛋中一部分蛋白质在体内不能被消化、吸收，而随着代谢过程被排出体外。另外，蛋在形成的过程中，细菌可以从母体的卵巢直接进入蛋体内部，蛋类蛋白的凝固温度是 85℃ 左右，所以半熟的蛋不能将蛋体内的细菌杀死。因此，建议各位孕妈妈蛋类要经过高温煮熟后再吃，不要吃半熟的鸡蛋或生吃鲜蛋。

5. 大豆类和豆制品

大豆类蛋白质含量较高，而且质量较好。大豆制品的脂肪含量很高，而且含有丰富的多不饱和脂肪酸，是人体必需脂肪酸的良好来源。大豆类及其制品还含有较多的维生素和矿物质。

说到这里，很多孕妈妈可能还不太清楚大豆类是哪些豆，临床上经常会有孕妈妈认为大豆类是指蚕豆，其实不是！大豆专指黄豆、青豆和黑豆，其营养价值远比其他杂豆的营养价值高。

大豆蛋白质的平均含量为 30% ～ 50%，是谷薯类食物的 3 ～ 5 倍，而且生物价较高，属于优质的植物蛋白。其氨基酸的组成和配比适合人体的需求，9 种必需氨基酸除了蛋氨酸略低一些之外，其余几乎与动物蛋白质、理想蛋白质的组成成分相近，是和谷类蛋白质互补的理想食物来源。大豆加工制作成的豆制品其蛋白质的消化率比整颗的大豆还要高。

　　大豆的脂肪含量平均为 18%，其中 84.7% 为不饱和脂肪酸，饱和脂肪酸仅占 15.3%，脂肪酸中 55% 为必需脂肪酸。大豆油具有较强的天然抗氧化能力，所以它是少有的优质食用油。此外，大豆还含有丰富的磷脂，所以豆油的营养价值比较高。

　　大豆中所含的糖类约为 25%，其中 50% 左右为淀粉、阿拉伯糖等，另一半是一类能形成黏质半纤维素的物质，即食物纤维。

　　大豆中含有丰富矿物质，每 100 克大豆含磷 571mg，含铁 11mg，含钙 367mg，此外还含有较多的维生素 B_1、维生素 B_2 和烟酰胺等 B 族维生素，其含量高于谷类食物，并含有一定量的胡萝卜素和维生素 E。

　　总之，大豆的营养价值较高，而我国居民大豆类食物往往摄入不足，建议各位孕妈妈能够按照膳食的推荐量食用大豆和豆制品。但是有一点值得注意的是，豆类中存在胰蛋白酶抑制物，对于胃蛋白酶有一定抑制作用，不容易被胃蛋白酶消化分解，可以抑制胰蛋白酶的分泌，从而影响豆类的消化吸收。另外，豆类中还含有皂素、植物血凝激素等有害物质，会对人体产生不良影响。但是，这些有害因素可以通过加热的方法使其破坏，所以要提醒各位孕妈妈，大豆类的食物要做熟了再吃。

6. 蔬菜和水果

　　蔬菜和水果中富含维生素、矿物质及膳食纤维，但是蛋白质、脂肪和糖类的含量均很少，所以不能作为热能和蛋白质的来源。

　　蔬菜所含的蛋白质很少，仅为 1% ～ 3%，氨基酸组成不平衡，不含或仅含微量脂肪。蔬菜是人类矿物质的重要来源，含有钙、钠、钾、镁、锌、铜、铁等，在各类蔬菜中以叶菜，尤其是绿叶菜的矿物质含量较多。在我国居民的膳食中，蔬菜是供给钙的一部分来源，许多绿叶蔬菜中钙的含量比较高，利用率也较好，如油菜、盖菜、小白菜、芹菜等；但也有些蔬菜钙的利用率比较差，如菠菜、空心菜、苋菜、葱头、冬笋等，他们都含有较多的草酸，与钙结合成不溶性的草酸钙，从而影响了钙的消化吸收。绿叶菜中含铁也较多，吸收和利用率均比较好。蔬菜中所含的矿物质以碱性的元素钙、钠、钾等居多，所以其在维持体内酸碱平衡中起着重要的作用。各种新鲜的蔬菜中均含有丰富的维生素C，其中，绿叶菜是维生素C的良好来源，如青椒、菜花、雪里蕻、油菜、小白菜、圆白菜等。一般瓜类蔬菜的维生素C含量比较低，但是苦瓜的维生素C含量却比较高，每100克可以达到84mg。蔬菜中的辣椒，不论是红辣椒还是青辣椒，都含有极为丰富的维生素C和磷，并含有大量的胡萝卜素。黄瓜和西红柿等非绿叶蔬菜中，虽然维生素C的含量不多，但是我们习惯于生吃或者凉拌后食用，所以维生素C的损失很少，最终被我们摄入的维生素C的量比较高。蔬菜中含有丰富的膳食纤维，是我们膳食纤维的主要来源之一。

水果中富含维生素C及矿物质，并且含有一定量的糖类，而蛋白质和脂肪的含量非常少。各种新鲜水果都含有维生素C，以山楂、柑橘、橙子、柠檬、草莓的含量较多，最突出的是鲜枣，每100克鲜枣所含的维生素C能高达300～600mg，酸枣的含量更多。此外，还有一些野果中的维生素C含量也很丰富，如每100克沙棘的维生素C含量为1000～2000mg，每100克猕猴桃维生素C的含量为62mg，每100克刺梨维生素C的含量为2585mg。一般情况下，水果的食用方式是生吃新鲜水果，所以不会受到烹调的影响，维生素C的损失很少。水果中的糖类主要是糖、淀粉和膳食纤维，其中苹果、梨等以果糖为主，桃子、杏等以蔗糖为主，葡萄、草莓、猕猴桃等主要含有葡萄糖和果糖，柑橘类则以蔗糖为主。未成熟的果实含有较多的淀粉，随着水果的成熟，淀粉逐渐转变成糖，如未成熟的香蕉淀粉含量为 26%，而成熟的香蕉淀粉含量仅为 1%，而糖则从未成熟时的 1% 上升为成熟后的 20%。水果中含丰富的膳食纤维和矿物质。由于水果中含有较多的钠、钾、镁等元素，是理想的碱性食品，可参与调节体内的酸碱平衡。水果的口感很好，而且食用方便，是很多孕妈妈都喜欢吃的食物。

蔬菜、水果中含有一些酶类、杀菌物质和具有特殊功能的生理活性成分。如萝卜中含有淀粉酶，生吃时有助于消化；大蒜中含有植物杀菌素和含硫化合物，具有抗菌消炎、降低血清胆固醇的作用；苹果、洋葱、甘蓝、西红柿中含有生物类黄酮，是天然抗氧化剂，能够维持微血管的正常生理功能，保护维生素 C、维生素 A、维生素 E 等不被氧化破坏。

水果大多数都是生吃为主，不受烹调加工的影响，但是在加工成果脯、干果和罐头食品时，维生素将由于工艺的不同而有不同程度的损失。而蔬菜中的维生素可能在烹调过程中会损失掉，和烹调过程中的洗涤方式、切碎程度、用水量、加热温度和时间等都有关系。一些不合理的洗涤方式会使蔬菜中的可溶性维生素和矿物质溶解于水中而损失掉，比如先切后洗的洗菜方法就会增加维生素和矿物质的损失。快速烹调和凉拌的方法能够减少维生素 C 的损失。一般来说，外层菜叶的维生素 C 含量比内层菜叶要多，叶部较根茎部维生素 C 的含量较多，所以应该尽量保留菜边和外层菜叶，不仅仅是能够减少浪费，从营养的角度来讲也是有益的。熬菜或者水煮菜的时候，应该等水沸腾后再将蔬菜放入，一方面可以减少维生素的损失，另一方面也能够减轻蔬菜色泽的改变，从而增加食欲。烹调完的蔬菜应尽快食用，因为放置时间过长不仅会影响视觉和口感，而且维生素的损失也会增加。烹调蔬菜时，应该先洗后切、随切随炒、急火快炒、现做现吃。在蔬菜的烹调方法中，热油快炒法是我们国家传统的烹调技术之一，不仅可以保持蔬菜原有的色泽，使颜色明亮悦目，而且味道鲜美，口感脆嫩可口，还可以减少蔬菜中维生素的损失，维生素 C 的保存率可达 60% ～ 70%，维生素 B_2 和胡萝卜素的保存率会更高。尤其是油菜、黄瓜、芹菜、蒜苗等绿色蔬菜，都应该使用热油快炒法进行烹制，否则会使蔬菜失去光泽，颜色暗淡。因为绿色蔬菜的绿颜色主要是由叶绿素构成的，叶绿素是一种不稳定的植物色素，经过长时间的加热，叶绿素的分子会脱去镁离子成为脱镁叶绿素，显现出黄褐色。另外，热油快炒可使蔬菜内部的空气排出，组织变得比较透明，使原有的绿色显得更加鲜艳。

　　上面我们讲了各种食物的营养价值以及不同烹调加工方式对于营养价值的影响，不知道对各位孕妈妈们在食物选择和制作中有没有帮助呢？其实孕妈妈在孕期掌握的营养知识对于自己的一生和整个家庭，尤其是即将出生的宝宝都会有长期的影响，所以，现在花点时间和精力了解一些相关的知识，并且坚持不懈地运用到日常的饮食规划中去，不仅能够使自己在孕期达到均衡营养、控制血糖的目的，而且能够对整个家庭饮食习惯的改善、家庭成员慢性疾病的预防有无法估量的积极意义。

妊娠剧吐

一、什么是妊娠剧吐？

说起"妊娠剧吐"，可能孕妈妈们会有些陌生，但是要说早孕反应，大家就会了解一些。早孕反应是指在妊娠早期（停经 6 周左右）孕妈妈体内人绒毛膜促性腺激素（hCG）增多，胃酸分泌减少及胃排空时间延长，导致头晕、乏力、食欲不振、喜酸食物或厌恶油腻、恶心、晨起呕吐等一系列反应。这些症状一般不需特殊处理，妊娠 12 周后随着体内 hCG 水平的下降，症状多自然消失，食欲恢复正常。

一般来讲，妊娠早期约 50% 的孕妈妈会出现恶心呕吐，25% 仅有恶心而无呕吐，25% 无症状。恶心呕吐症状多始于孕 4 周，孕 9 周时最为严重。60% 的孕妈妈孕 12 周后症状自行缓解，91% 的孕妈妈孕 20 周后缓解，还有大约 10% 的孕妈妈在整个妊娠期持续恶心呕吐。

妊娠剧吐是妊娠呕吐最严重的阶段，往往因为孕妈妈对早孕期用药安全性的顾虑而延误就诊或者治疗不足，而导致严重并发症甚至危及母亲生命，被迫终止妊娠。妊娠剧吐是指妊娠早期孕妈妈出现严重持续的恶心、呕吐，引起脱水、酮症甚至酸中毒，需要住院治疗。有恶心呕吐的孕妈妈中通常只有 0.3% ～ 1.0% 发展为妊娠剧吐，是否需要住院治疗常作为临床上判断妊娠剧吐的重要依据之一。

1. 为什么有些孕妈妈的早孕反应特别严重?

目前来讲,妊娠期恶心呕吐的病因并不完全明了,有人提出包括心理倾向、进化适应和激素刺激多种学说。

精神因素与妊娠剧吐的发生有较大的关系,特别是孕妈妈对妊娠本身有恐惧心理,或有厌烦,以及受到民间封建迷信思想影响等,均可导致呕吐加剧。但也有心理学专家对于妊娠恶心呕吐是由于转换失调或对压力反应异常的证据持有怀疑态度。妊娠恶心呕吐反应是一种心理障碍的观念很可能已经阻碍了对其真正病因的进一步认识。

也有人假定妊娠恶心呕吐是一种进化适应,以保护孕妈妈及其胎儿免受潜在危险食物的伤害。这一理论可以解释孕妈妈短暂的味觉和嗅觉反感的经历。适应理论支持者认为妊娠恶心呕吐是有益于妊娠健康的保护性反应。然而,这一理论的临床应用可能导致对那些因妊娠恶心呕吐而生活质量降低的孕妈妈的治疗不足。

妊娠激素的作用也是引起剧吐的原因。由于 hCG 浓度的峰值与妊娠恶心症状出现的时间峰值存在密切的时间关系,hCG 已被认为是一种产自胎盘的致吐刺激物。几乎所有孕期甲状腺激素研究表明一过性的甲亢与妊娠恶心呕吐相关,这一事实表明了 hCG 的另一作用。研究证实,hCG 是孕期甲状腺的刺激物,因为甲亢本身极少引起呕吐,这一发现将注意力重新回到 hCG 及其与妊娠恶心呕吐的关系上。在许多比较有无呕吐的女性体内非甲状腺激素的研究中,仅发现 hCG 和雌二醇与之相关。一些证明妊娠恶心呕吐与 hCG 关联性研究的失败,可能与不同 hCG 亚型相应的生物活性及女性对致吐物刺激的敏感性不同有关。hCG 刺激的程度可因升高其浓度的胎盘状态(如多胎妊娠、葡萄胎)和影响激素效果的激素受体作用而改变。

已知的另一种影响妊娠恶心呕吐的激素是雌激素。妊娠恶心呕吐在雌二醇水平升高时常见,在雌二醇水平降低时较少见。吸烟与同时降低 hCG 和雌二醇的水平相关,许多研究表明吸烟者不太可能出现妊娠剧吐。复合避孕药丸中的雌激素被证明以剂量依赖的方式诱发恶心呕吐。雌激素治疗敏感的女性比对雌激素治疗不敏感的女性妊娠后更易出现恶心呕吐症状。

此外，如肾上腺皮质功能低下，皮质激素分泌不足，使体内水及糖类代谢紊乱，导致恶心呕吐等消化道症状。而且，应用促肾上腺皮质激素或皮质激素治疗时，症状可明显改善，故认为肾上腺皮质功能降低也与妊娠剧吐有关系。还有人认为维生素 B_6 缺乏也可能是发病的原因之一。

2. 什么样的孕妈妈容易妊娠剧吐？

晚期葡萄胎、多胎妊娠的女性有妊娠剧吐的风险，有家族史（遗传学）或者以前妊娠有妊娠剧吐病史的孕妈妈也容易出现妊娠剧吐。研究发现约 2/3 描述前次妊娠严重呕吐的女性，会在下次妊娠出现类似症状；一半女性描述前次妊娠症状轻微，在下一次妊娠时症状加重。妊娠剧吐女性的女儿或姐妹更易出现相同问题，和怀女性胎儿的女性一样。另外，有晕动症或偏头痛病史、严重痛经史女性，发生妊娠剧吐的概率增加。

有的孕妈妈会听家里的老人说"吐得厉害的怀的就是女孩"，这样的说法有没有道理呢？瑞典斯德哥尔摩卡洛林斯卡医学院的流行病学家们证实，妊娠前 3 个月发生严重早孕反应的女性怀女孩的概率大于男孩。科学家们对瑞典 1987–1995 年间超过 100 万例的新生儿进行考察，男女大体各占 50%，但仅研究在妊娠前 3 个月由于重度眩晕和呕吐等早孕反应（面色苍白）而入院治疗的 5900 名孕妈妈时却发现，她们所生的婴儿中男女比例为 44% 和 56%，看来和宝宝的性别还真是有点关系啊。推测这与她们体内的 hCG（由于妊娠而产生的）水平升高有关。在普通妊娠中，生下女婴的母亲这一激素的水平更高一些。

与此同时，科学家也忠告孕妈妈们切勿对此初步发现而有所"举动"，因为根据早孕反应来判断婴儿性别并不比掷硬币的方法高明多少，这点孕妈妈们一定要切记哦。

在我国,"酸儿辣女"是流传最广的生男生女传言之一,根据孕后孕妈妈饮食习惯的改变,来判断肚里宝宝的性别。如果喜欢吃酸的就会生男孩,如果喜欢吃辣的就生女孩。其实,孕妈妈出现食欲下降、对气味敏感、嗜酸或嗜辣,甚至想吃些平时并不喜欢吃的食物,均属于正常的妊娠生理反应。这是怀孕后内分泌活动改变,胎盘分泌绒毛膜促性腺激素所致。这种激素会抑制胃酸分泌,使胃酸分泌量减少,从而降低了消化酶的活性,影响食欲与消化功能,与胎儿性别无关。

二、妊娠剧吐会影响胎儿吗?

1. 妊娠剧吐对孕妈妈有哪些影响?

导致机体电解质失衡:呕吐加剧可导致脱水,血容量不足,血液浓缩,细胞外液减少,电解质平衡失调;严重呕吐使氯、钠、钾等离子丢失,出现低钾血症、低氯血症、代谢性碱中毒,在严重低血钾时,心电图可示 P-R、QT 间期延长和 T 波倒置,如心脏传导停止可致心跳骤停;也可因长时间呕吐使肠道的碱性液丢失,出现代谢性酸中毒。

对肝功能的影响:由于脱水缺氧,肝功能可受累,使血清谷丙转氨酶、谷草转氨酶值升高,严重者可出现黄疸,提示预后不良。

对肾脏功能的影响:机体严重脱水时血液浓缩,血管通透性增加,血浆蛋白被滤出而致蛋白尿及管型尿,尿量随之减少。另外,持续呕吐,钠盐丢失,尿量更为减少,尿比重降低,是低盐综合征的表现,进而引起肾脏继发性损害,导致血浆中非蛋白氮、尿酸、肌酐等浓度迅速增加。

重症妊娠剧吐患者常因病程长达数周以上,致严重营养缺乏,维生素 C 缺乏可致血管脆性增加,甚至视网膜出血。

如果病程长且未及时诊治,妊娠剧吐持续 3 周后,因严重呕吐引起维生素 B_1 严重缺乏,可致 Wernicke 脑病。约 10% 的妊娠剧吐患者并发该病,主要特征为眼肌麻痹、躯干共济失调和遗忘性精神症状。临床表现为眼球震颤、视力障碍、步态和站立姿势受影响，个别可发生木僵或昏迷。患者经治疗后死亡率仍为10%，未治疗者的死亡率高达50%。

一些亚急性疾病产生的恶心呕吐症状是可逆的，这些疾病包括抑郁症、躯体化和臆想症。在拨打妊娠恶心呕吐援助热线的女性中，85%的人表示缺乏配偶的支持，因此，作为孕妈妈的家属应该关注孕妈妈的心理，重视其早孕反应，及时咨询专业医生。

2. 妊娠剧吐会影响宝宝吗？

研究报道，妊娠剧吐女性的低出生体重儿发生率较高。但另一些研究表明，妊娠恶心呕吐不增加低出生体重儿的发生率，还有研究发现，无妊娠恶心呕吐女性的低出生体重儿发生率更高。

研究报道，孕早期发生妊娠剧吐的孕妈妈发生子痫前期的风险轻微升高，在孕中期因妊娠剧吐入院者，孕37周前发生子痫前期的风险上升2倍，胎盘早剥风险增高3倍，小于胎龄儿风险增高39%，提示在妊娠中期仍然持续剧吐可能与胎盘功能异常有关。但就大多数妊娠剧吐患者而言，临床经过多为良性，经过积极正确的治疗，病情会很快得以改善并随着妊娠进展而自然消退，总体母儿预后良好。

许多研究证明，妊娠剧吐女性的流产率较低。这个结果被认为是与健康妊娠中强健胎盘的形成有关，而不是呕吐的保护作用。妊娠剧吐不增加后代畸形风险，很少看到关于怀孕期并发妊娠剧吐后儿童和女性长期健康状况的报道。因此，妊娠恶心呕吐甚至妊娠剧吐最常预示良好妊娠结局，这对孕妈妈也是一种很好的安慰。

三、妊娠剧吐怎么办？

如果妊娠剧吐不是很严重，不需要住院，可以通过调整生活方式和调节饮食来缓解。

1. 调整生活方式

(1) 心理战胜：心情要保持轻松愉快。自学一些保健知识，以充分认识早孕反应，解除心理上的负担。孕吐只不过是机体自我保护的一种本能反应，如果处理得当，是可以尽可能减少的，对胎儿不会产生不利影响。丈夫的体贴，亲属、医务人员的关心能解除孕妈妈的思想顾虑，增强孕妈妈战胜妊娠反应的信心。另外，孕妇还需要有一个舒适的环境。

(2) 适量活动：不能以为恶心呕吐就需要整日卧床休息，否则只能加重早孕反应。其实，如果活动太少，恶心、食欲不佳、倦怠等症状会更为严重，并易形成恶性循环。适当参加一些轻缓的活动，如室外散步、做孕妈妈保健操等，都可改善心情，强健身体，减轻恶心呕吐症状。

(3) 正确喝水：吃完干点心后，应该过一个小时再喝水。尽量把喝水的时间安排在正餐之间，不要一次喝得太多，否则胃撑满了会没食欲。每天保持 1.7 升左右的水量，可以适当增加一点糖分。

(4) 多吃姜：姜能缓解早起的恶心，孕妈妈可以多吃一些姜片，或者喝一点姜茶也有好处。

(5) 注意补充维生素 B_6：补充维生素 B_6 有助于减轻恶心。建议每天分 3 次摄入 75mg 的维生素 B_6。维生素 B_6 非常便宜，非常安全，并且对于大多数孕妈妈都十分有效。

(6) 养成每天排便的习惯。

2. 饮食对策

空腹更易引起恶心，所以，每 2～3 小时及睡前以进食少量零食为宜，或者想吃就吃。起床前吃些苏打饼干、面包干或口含硬糖，半小时内暂不喝水。注意食物的形、色、味，多变换食物的大小，多吃一些酸味食物刺激食欲，少吃产气的食物，如豆类、洋葱等。在能吃的时候，尽可能吃想吃的东西，要减少每次进食的量，少食多餐。多喝水，多吃些富含纤维素和维生素 B_1 的食物可以防止便秘，以免便秘后加重早孕反应的症状。改善就餐环境可以转换情绪，激起孕妈妈的食欲。

3. 食物的选择、加工及烹调注意

（1）食物形态要能吸引人的视觉感官，同时还要清淡爽口、富有营养。如番茄、黄瓜、辣椒、鲜香菇、新鲜平菇、新鲜山楂果、苹果等，它们色彩鲜艳，营养丰富，易诱发人的食欲。

（2）食品要对味，烹调要多样化，并应尽量减少营养素的损失。可根据孕妈妈的不同情况和嗜好，选择不同的原料和烹调方法来加工食物。如孕妈妈有嗜酸、嗜辣和其他味道的爱好，烹调食物时可用柠檬汁、醋拌凉菜，也可用少量香辛料，如姜、辣椒等，让食物具有一定的刺激性，以增加食欲。冷食能减轻食物对胃黏膜的刺激作用，如凉拌双耳、凉拌茄泥、少量冰糕、冰激凌等。烹调过程中尽量减少营养素的损失，如洗菜、淘米次数不能过多，不能切后洗菜、泡菜，不能用热水淘米。蔬菜在烹调过程中应急火快炒，与动物性食物混合烹调时应加少量淀粉，因淀粉中有还原型谷胱甘肽，对维生素 C 有保护作用。

（3）选择易消化、易吸收，同时能减轻呕吐的食物，如烤面包、饼干、大米或小米稀饭。干食品能减轻恶心、呕吐症状，大米或小米稀饭能补充因恶心、呕吐失去的水分。恶心时吃干的，不恶心时喝稀的。

（4）在进食过程中保持精神愉快。如进食时听轻音乐，餐桌上可放一些鲜花，这样可解除孕妈妈早孕的恐惧、孕吐的烦躁，从而增加孕妈妈的食欲，保证胚胎的正常发育。

4. 妊娠初期每日食物构成、推荐品种及数量

（1）粮食：大米、面粉、小米、玉米面、杂粮等300g。例如，可食用小麦粉做的咸面包、咸饼干或烤馒头干，在早晨起床之前食用，更适合于早晨起床后恶心症状较明显的孕妈妈；也可用大米、小米、大米加小米或大米、小米加适量绿豆煮粥。

（2）蔬菜和水果：500～600g。例如，洗净的西红柿和黄瓜可生食

或熟食，特别适合于食欲不振者；新鲜蔬菜汁经加热后，可加适量白糖冲服；用生姜擦舌涂唇减少恶心；新鲜水果，如橘子、苹果、香蕉等，可直接生食或饮用新鲜水果榨的果汁，不提倡大量长期饮用市售商品果汁。

（3）动物类食品：50～100g。禽类（鸡、鸭肉等）、肉、鱼虾、鸡蛋、鸭蛋、松花蛋、鹌鹑蛋、鹅蛋等。动物性食品的进食量以不使孕妈妈有油腻感为原则。

（4）大豆及其制品：50～100g。

（5）牛奶：鲜奶250g。如无条件的地方，可食用全脂淡奶粉、豆浆粉或豆制品50g。

（6）烹调用油：豆油、花生油、香油等20g。

5. 妊娠剧吐严重者需住院治疗

如果呕吐十分频繁，完全不能进食，呕吐物中有绿色的胆汁或咖啡色物质，并且体重较孕前减轻5%，同时出现面色苍白、皮肤干燥、尿量减少等现象时，孕妈妈一定要到医院检查。如果确认是妊娠剧吐，严重者需要住院治疗，明确失水量和电解质的紊乱程度，同时需要输液以补充水分并增加营养，纠正脱水和酸中毒。一般两三天后，病情会好转。如果呕吐停止了，可进食少量流食，以后逐渐增加食量，按照前述妊娠剧吐的调节方法进行调节。60%的孕妈妈孕12周后症状缓解，30%的孕妈妈孕20周后缓解；约10%的孕妈妈在整个妊娠期持续恶心呕吐，但仍然可以完成孕育，而且孩子也很健康，所以孕妈妈不必对妊娠剧吐太紧张。

6. 缓解妊娠恶心呕吐的食谱

（1）饮品

1）生姜橘皮饮

材料：生姜10g，橘皮10g，红糖、水适量。

做法：生姜、橘皮、水放入锅中煮，水开后煎煮约30分钟，加红糖调味，煮成糖水作茶饮。

营养小秘诀：生姜、橘皮有止吐、开胃的功效，很适合孕妈妈用以缓解孕吐以及胃部不适。

2）鲜柠檬汁

材料：鲜柠檬 500g，白糖 250g。

做法：鲜柠檬 500g 去皮、核，切小块，放入锅中加 250g 白糖浸渍 24 小时，加适量水用小火煨熬 20～30 分钟，待冷却再拌入少许白糖即可食用。每日 1 剂，日服 2 次。

营养小秘诀：柠檬中富含维生素 C，具有安胎止吐的作用。

3）椰汁奶糊

材料：椰汁 1 杯，鲜奶 2 杯，白糖 200g，栗粉 5 汤匙，红枣 3 枚，清水 3 杯。

做法：把红枣去核，椰汁和栗粉成浆；将白糖、鲜奶、红枣一起煮开，慢慢地加入栗粉浆；不停地搅拌成糊状，一直到开，然后盛入碗中即可食用。

营养小秘诀：怀孕后本应增加营养素摄取，可孕吐常常会影响对营养的吸收，而富有蛋白质和高热量的椰汁奶糊可助孕早期妈妈吸收营养。

（2）粥

1）绿豆粥

材料：粳米 150g，绿豆 50g，冰糖适量。

做法：将粳米、绿豆淘洗干净；锅内放入适量清水，将洗净的粳米、绿豆用旺火烧沸，转用文火熬成粥；加入冰糖，搅拌均匀即可。

营养小秘诀：绿豆香甜嫩滑，有清肝泄热、和胃止呕的功效，适合孕期食欲不好的孕妈妈，对缓解早孕反应有良好的功效。

2）草莓麦片粥

材料：燕麦片 50g，草莓 30g，蜂蜜适量。

做法：将草莓洗净、去蒂、研碎，再加入蜂蜜混合均匀待用。锅里加入适量清水，放入燕麦片、草莓煮沸，转小火煮成粥即可。

营养小秘诀：草莓可以换成菠萝、苹果、梨等，孕妈妈要敢于尝试不同的搭配。搭配对了，会有意想不到的效果。

3）陈皮瘦肉粥

材料：粳米150g，猪瘦肉100g，陈皮10g，盐、大葱、生姜各适量。

做法：粳米用冷水浸泡半小时，捞出沥干，猪瘦肉切末，葱姜切末，陈皮加水润透切片。锅中放入少量油烧热，放入肉末与葱姜末煸炒至肉熟盛出。锅中加入适量冷水，将粳米和陈皮放入大火烧开，加入炒熟的猪瘦肉末，改小火熬成粥，加盐调味，稍焖片刻即可。

营养小秘诀：陈皮味道清香，有开胃作用，在早孕这段时间煮粥、炒菜、炖汤都可以加一点。

（3）汤

1）醋蛋汤

材料：鸡蛋2个，白糖30g，米醋100g。

做法：将鸡蛋磕入碗内，用筷子搅匀，加入白糖、米醋调匀，待用。锅置火上，加清水适量，用旺火煮沸，淋入调匀的鸡蛋液，煮沸即可。

营养小秘诀：此汤酸甜可口、开胃。此汤每日1次，连服3天，能有效缓解妊娠呕吐。

2）芦笋瘦肉汤

材料：瘦猪肉50g，鲜芦笋200g，黄芪少许，油、盐、姜、葱、蒜各适量。

做法：将瘦肉切片，用盐稍腌制一下，鲜芦笋切段，葱、蒜切碎末，姜切片。锅烧热后放入油至六成热，放蒜末、姜片煸炒至香，再将肉片放入锅中划散，最后放入芦笋、黄芪，加水适量，煲汤至熟时撒上葱花即可。

营养小秘诀：芦笋是一种高维生素、高蛋白的食物，且含有丰富的叶酸。此菜口味清淡，味道鲜美，适合食欲不好的孕妈妈。

3）佛手姜汤

材料：佛手 200g，白糖、生姜各适量。

做法：将生姜去皮切片，佛手洗净备用。将锅洗净，把生姜片、佛手放入锅内，加清水适量，置火上煮 1 小时。去渣留汁，加入白糖搅拌即成。

营养小秘诀：佛手具有芳香理气、健胃止呕的功效。生姜是中医常用来治疗恶心、呕吐的良药。该汤有缓解孕妈妈早孕反应的功效。

（4）沙拉

1）糖醋胡萝卜

材料：胡萝卜 250g，白糖 25g，米醋 13g，精盐、香油各适量。

做法：将胡萝卜去根、叶，洗净，用刀刮去皮，切成 6cm 长的细丝。将胡萝卜丝放小盆内，撒上精盐拌匀。把盐渍的胡萝卜丝用清水洗净，沥干水，放入碗内，加入白糖、醋、香油拌匀，放入盘内即可。

营养小秘诀：酸甜爽口，清淡，增进食欲，缓解孕妈妈妊娠呕吐，适合孕早期食用。

2）蔬菜沙拉

材料：胡萝卜 100g，马铃薯 100g，小黄瓜 100g，火腿 50g，鸡蛋 2 个，胡椒粉、糖、盐、沙拉酱、醋各适量。

做法：胡萝卜、黄瓜洗净切丁，用少许盐、醋稍腌 10 分钟。火腿切成细粒。鸡蛋煮熟后，蛋白切粒，蛋黄压碎。马铃薯洗净煮 20 分钟后捞出，去皮，压成泥。将马铃薯泥拌入胡萝卜丁、黄瓜丁、火腿粒及蛋白粒，加入其余调料拌匀，撒上碎蛋黄即可。

营养小秘诀：蔬菜富含维生素 C 和多种营养素，味道鲜香，酸甜可口，含丰富的维生素，特别适合恶心呕吐、食欲不振的孕妈妈食用。

3）胡萝卜拌白菜

材料：白菜 100g，胡萝卜 200g，盐、白糖、白醋、花椒粒、生姜各适量。

做法：白菜洗净切丝，胡萝卜去皮洗净、切细丝；烧开水，先放入白菜焯软捞出，后放入胡萝卜丝焯熟。将焯熟的蔬菜取出沥干，放冷，放入一个大盆中。将花椒粒、盐、白糖、白醋拌匀，生姜洗净切丝，一起放入白菜胡萝卜丝中拌匀，腌制 2 小时左右即可食用。

营养小秘诀：孕吐期间可以多食用糖醋凉拌菜，酸甜味是大部分女性都喜欢的味道，此时食用不但能提振食欲，对抑制孕吐也有效。

（5）炒菜

1）甜脆黄瓜

材料：黄瓜200g，香菜少许，熟花生米 20g，青、红椒 30g，油、白醋、白糖、精盐、蒜瓣少许。

做法：将黄瓜洗净去蒂后，切成薄片，放些盐稍稍腌制 10 分钟；青、红椒去籽切成细粒；香菜切成段。将油放入锅中烧至四成热，放入黄瓜片快速翻炒几下，再调入蒜瓣、白醋、白糖、香菜、花生米、青红椒粒，撒入适量精盐后翻炒出锅。

营养小秘诀：黄瓜有清热、止呕、解渴、利水、消肿的功效，腌制后带有酸味，能够促进胃酸分泌，对孕妈妈孕早期胃口不适有缓解作用。

2）什锦青菜

材料：大白菜50g，胡萝卜50g，豌豆夹50g，西蓝花50g，蘑菇50g，青红椒50g，油、蒜蓉、糖、蚝油各适量。

做法：把所有的青菜洗净后，切成小段或小块；用中火把油烧热后，爆香切碎的蒜蓉；加入青菜炒熟，再加入糖和蚝油调味，出锅即可。

营养小秘诀：各类青菜富含维生素 C 和多种营养素，清淡适口，易于消化，适合孕早期胃部不适和早孕反应的孕妈妈食用。

3）枸杞豆腐

材料：嫩豆腐100g，香菜少许，枸杞 5g，香油、蚝油各适量。

做法：将嫩豆腐洗净后，切成小丁装盘。枸杞洗净，用开水泡约15分钟，取出沥干，与香菜同撒于豆腐上。将锅烧热，倒入蚝油少许，放水煮开后加入香油，淋于豆腐上即可。

营养小秘诀：这道菜清淡可口，营养丰富，很适合被孕吐困扰的孕妈妈食用。枸杞含有丰富的钾、钠、钙、镁、铁、铜、锰、锌等元素，22种氨基酸和多种维生素。豆腐是植物蛋白的最好来源，同时还含有丰富的钙和镁。

健康中国·名家科普

（6）蒸、炖菜

1）苦瓜瘦肉煲

材料：瘦猪肉200g，苦瓜200g，盐、玉米淀粉、蚝油各适量。

做法：将猪瘦肉洗净，剁成末，加入蚝油、盐、玉米淀粉适量，混合均匀。苦瓜洗净，横切成筒状，长约5厘米，挖去瓜瓤，填入瘦肉末。锅烧热放入油，再将塞入肉馅的苦瓜放入锅中爆炒片刻，然后加少量水，小火焖1小时，待苦瓜熟软即可。

营养小秘诀：苦瓜也有开胃的作用，孕妈妈可以时不时吃一点。

2）苹果山药炖鲫鱼

材料：鲫鱼1条（约1000g），苹果120g，山药100g，红枣10颗，生姜、盐、葱花各适量。

做法：将鱼去内脏洗净，用盐腌制20分钟，在鱼头、鱼肚里塞入生姜、盐、葱花各适量；苹果、山药去皮切块。在汤煲里放入适量水，加入红枣，用小火慢慢炖。在另一锅中煎鱼至两面金黄，再将鱼放至汤煲中炖30分钟，后将山药和苹果放至汤煲中，煮沸后放入葱花和盐即可。

营养小秘诀：苹果带酸味，入菜可大大提升食欲。柠檬、橙子、菠萝等都可以入菜。

3）陈皮卤牛肉

材料：瘦牛肉150g，酱油、陈皮、葱、姜、糖、酱油、水各适量。

做法：把陈皮用水稍微泡软，葱洗净切断。牛肉洗净切成薄片，加酱油拌匀，腌 10 分钟，将腌好的牛肉一片一片放到热油里，油炸到稍干一些。把陈皮、葱、姜先爆香，然后加入酱油、糖、水和牛肉稍炒一下。把牛肉取出，放入拌好的卤料，即陈皮、葱、姜、酱油、糖，炖至卤汁变干，即可食用。

营养小秘诀：瘦肉类含有丰富的 B 族维生素，可减轻怀孕早期的呕吐症状，还可减轻精神疲劳等不适。姜和陈皮也有助于减轻孕妈妈的恶心感。

（7）主食

1）烤全麦三明治

材料：全麦面包 1 个，起司粉、葡萄干、杏仁片、核桃、樱桃、葡萄酱等适量。

做法：把全麦面包放在烤箱里稍烤一下，取出切成 4 小块，在表面抹上一层葡萄酱，然后把葡萄干、核桃、杏仁片和樱桃放在上面，再撒上起司粉即成。

营养小秘诀：葡萄干、核桃及烤过的土司都有止吐作用，起司粉中富含的 B 族维生素还可减轻孕妈妈的烦躁情绪，也有助于减轻孕吐。

2）豆腐馅饼

材料：豆腐 250g，面粉 250g，大白菜 1000g，猪肉末 100g，海米 25g，香油、竹笋、姜、葱、盐、植物油各少许。

做法：材料洗净，将豆腐、大白菜、猪肉末、海米、香油、竹笋、姜、葱、盐等调成馅。在面粉中放入 10g 水，调成面团，分成 10 等份，分别擀成面皮。把馅分成 5 等份，2 个面皮中间放一份馅，将边封好备用。用平底锅将馅饼煎至两面金黄即可。

营养小秘诀：豆腐富含优质蛋白质，同时含有钙、铁等营养素，很适合孕早期的孕妈妈。

第三章 Chapter 3
妊娠期糖尿病

健康中国·名家科普

一、妊娠期糖尿病离我们很遥远吗？

1. 什么是妊娠期糖尿病？

"糖尿病"这三个字对于绝大多数的孕妈妈来说都不陌生，但是很少有人会把这个疾病和自己联系起来。当产检时被告知自己患了妊娠期糖尿病，很多孕妈妈会非常惊讶，会觉得自己很年轻、从来没有血糖的问题，而且家里面父母亲也没有糖尿病，所以认为糖尿病离自己非常遥远。其实，由于现代人的生活节奏和饮食习惯存在一些问题，妊娠期糖尿病的发病率还是比较高的。

妊娠期糖尿病是指怀孕后首次发生或者首次发现的糖耐量异常，临床医生常用的缩写是 GDM（gestational diabetes mellitus）。北京妇产医院曾经于 2012 年在全国范围内多个城市的十几家医院做了 10 万份病例的统计，发现妊娠期糖尿病的发病率能够达到 18%，非常之高。通过这个定义，孕妈妈们可能就明白了，无论在非孕期血糖是个什么样的情况，怀孕以后都有可能被诊断为妊娠期糖尿病。

2. 妊娠期糖尿病与平常所说的糖尿病是一样吗?

我们身边的糖尿病患者很多,经常会听到张大爷患糖尿病了,李大妈用胰岛素了。那么很多孕妈妈可能会问,妊娠期糖尿病和普通的糖尿病有什么相同点和区别呢? 这个问题确实是很多人关心的。他们的相同点呢就是都是血糖出了问题,不同点主要表现在以下 5 个方面。

第一,诊断标准就不一样,一般情况下,要检查一个人血糖有没有问题,就要做正规的口服糖耐量检查,就是空腹抽静脉血查一次血糖,然后喝 75g 葡萄糖,1 小时抽一次血,2 小时抽一次血。我们平常所说的糖尿病(包括 1 型和 2 型糖尿病)所使用的标准是空腹超过 7.0mmol/L,服糖后 2 小时超过 11.1mmol/L,但是妊娠期糖尿病的诊断标准和普通的糖尿病是不一样的,空腹、服糖后 1 小时、服糖后 2 小时血糖分别是 5.1、10.0、8.5mmol/L。

第二,发病时间也不一样。普通的糖尿病在我们的一生当中任何阶段都有可能发病,而妊娠期糖尿病就是专指怀孕之后首次发生或者发现的糖耐量异常。

第三,发病的原因不一样。其实就目前来讲,所有类型的糖尿病,包括妊娠期糖尿病,发病机制并不是特别清楚。我们一般认为,普通的糖尿病是遗传因素、自身免疫因素还有一些环境因素长期作用的结果,而妊娠期糖尿病发病的主要原因是怀孕之后机体的激素发生变化、胎盘会分泌一些生长因子、怀孕之后体内脂肪蓄积过快、血液中游离脂肪酸分泌过多等,这些因素都使孕妈妈的机体对于胰岛素的敏感性下降,导致胰岛素相对分泌不足,从而发生血糖问题。其中还有一点就是孕期生活方式的改变。咱们传统的想法就是孕妈妈必须要长得胖,胖得像个气球一样营养才会好,其实这样的想法是不对的,短时间脂肪蓄积过快也是妊娠期糖尿病的一个发病原因。

第四,临床表现不一样。一般说起糖尿病的临床表现,首先大家想到的就是"三多一少"，这个没有错。作为普通的糖尿病来讲，三多一少就是多饮、多食、多尿、体重减轻，这是一组比较典型的临床表现，还有很多患者会有一些微血管的病变，比如说视网膜的变化、眼底的变化，有可能会导致视物模糊，还有一些患者会有一些神经系统的损害，会有感觉异常，这些都是很常见的普通糖尿病的临床表现。但是，这些症状在妊娠期糖尿病患者表现得并不明显。

第五，他们的预后不一样。我们知道普通的糖尿病包括 1 型和 2 型糖尿病，一般是一个终身性的疾病，治愈的可能性比较小。但是，妊娠期糖尿病随着妊娠期的结束，怀孕期间的一些激素水平、胎盘分泌的生长因子的消失，绝大多数孕妇的糖耐量水平可以恢复正常。但需要各位孕妈妈注意的是，如果在孕期诊断了妊娠期糖尿病，那么，将来在若干年之后，得 2 型糖尿病的机会比正常孕妇要多。

3．如果怀孕之前有糖尿病，这是妊娠期糖尿病吗？

临床上，我们经常能够见到一些很年轻的糖尿病患者。在二十几岁甚至更年轻的时候就被诊断为 2 型糖尿病，有的患者还需要使用胰岛素来控制血糖，这往往是和患者的家族史以及长期不良的生活习惯相关。那么这样的患者怀孕了是妊娠期糖尿病吗？

在这里有一个概念的辨析，就是如果一个孕妈妈怀孕之前已经诊断为糖尿病了，那么这个就不是妊娠期糖尿病，而应该被称为孕前糖尿病合并妊娠。

4．妊娠期糖尿病也有"三多一少"的症状吗？

我们一般认为，普通糖尿病常见的一些临床症状，如"三多一少"、视物模糊、感觉异常、易发生感染等，是高血糖和高胰岛素长期作用的结果。而这些临床表现往往在妊娠期糖尿病的孕妈妈中表现得并不明显。一方面，是因为妊娠期糖尿病是怀孕之后才发病的，病程比较短，可能不足以表现出明显的临床症状；另一方面，也是因为诊断标准不一样，妊娠期糖尿病诊断标准中的血糖水平往往比普通糖尿病低很多。比如说一个成年女性，在非孕期体检空腹血糖 5.4mmol/L，就是正常的，也不可能会有什么临床症状，但是怀孕之后，还是这么一个孕妈妈，还是这样的血糖，也还是没有临床表现，但是就要诊断为妊娠期糖尿病了。所以，临床上妊娠期糖尿病患者往往并不是说已经有三多一少的症状了，然后去找大夫看病发现了糖尿病。大多数的情况下是患者自己觉得挺好，什么异常都没有，而产检的大夫却说已经诊断为妊娠期糖尿病了。

二、妊娠期糖尿病更"喜欢"哪些孕妈妈？

1. 孕前可以识别的高危因素

（1）高龄妈妈

由于生活节奏和工作等原因，高龄孕产妇（年龄 ≥ 35 岁）逐渐增多，尤其是城市的女性，会因为学业、工作等原因推迟要宝宝的时间。我们都知道，高龄产妇的合并症发生率会比较高，妊娠期糖尿病的发病率也和年龄有相关性。年龄对于妊娠期糖尿病来讲是一个已知的高危因素，但是具体要大于多少岁才会增加妊娠期糖尿病的发病率，目前国内外学者还没有统一的结论。美国的一些学者认为 ≥ 25 岁，妊娠期糖尿病的发病率就会升高，但是大多数学者还是认为，高龄产妇（年龄 ≥ 35 岁）是妊娠期糖尿病的高危因素，而当孕妈妈的年龄 ≥ 25 岁之后发病率会随着年龄增长而增加。所以高龄孕妈妈要格外留心了，记着要在 24～28 周之间尽早到医院做 75 克口服葡萄糖耐量试验（75g OGTT）检查，及时发现血糖有没有异常。

健康中国·名家科普

（2）"胖妈妈"

我们平时在衡量一个人的胖瘦时，除了要考虑她（他）的体重之外，还要考虑身高。所以，医学上就有一个客观的指标来衡量我们的体型。各位孕妈妈知道吗？就是体重指数（body mass index，BMI），希望各位孕妈妈都能够学会体重指数的计算方法，因为将来我们的小宝宝出生以后我们也要用 BMI 来衡量宝宝营养是否合理呢！

体重指数 = 体重／身高^2（单位：kg/m^2）

那么我们什么样的体重指数才是正常的呢？我们可以看一看表3-1，目前全世界范围内通用的分类标准是美国医学研究所（Institute of Medicine，IOM）所列出的标准。但是和欧美女性相比，东方女性的身材会普遍纤细一些，所以我国使用的是我国肥胖工作组所列出的标准。各位孕妈妈自己对号入座，看看自己属于哪个类型呢？

表 3-1　体重指数分类标准（kg/m^2）

	IOM	我国肥胖工作组
消瘦	< 18.5	< 18.5
正常	18.5 ～ 24.9	18.5 ～ 23.9
超重	25.0 ～ 29.9	24.0 ～ 27.9
肥胖	≥ 30	≥ 28

好的，我们明白了如何针对体重指数来区分什么样的孕妈妈叫做"胖妈妈"。如果一位女性在怀孕之前就属于超重或者肥胖的范围，就是说孕前的体重指数 ≥ 24.0 kg/m^2，那么就可以归为胖妈妈的范畴了。

通过大量的循证医学证据证实，孕妈妈孕前肥胖是发生妊娠期糖尿病的高危因素，发病风险随着孕前体重指数的增加而显著上升，当孕前体重指数达到27kg/m^{2}时，妊娠期糖尿病的发病风险是其他孕妈妈的8倍。

所以孕妈妈在备孕阶段就要把自己的体重控制在合理范围之内，

千万不要受一些传统习俗的影响，认为为了要宝宝就必须要把自己养得胖胖的才好。其实，孕前把体重控制在合理的范围之内是备孕过程中很重要的一项。

（3）孕妈妈的身材

讲到这里，可能很多孕妈妈会疑惑身材不就是指胖瘦吗？两者不完全一样。比如一个成年女性，身高 1.40m，体重 45kg，那她的体重指数是 22.9kg/m^2，体重指数是在正常的范围内，那我们能不能说她的身材就是正常的呢？不是的，因为和正常成年女性相比，她的身材矮小。再比如说，两位不同的女性，她们的身高和体重相同，我们是不是就会认为她们的身材是一样的呢？显然也很有可能是不一样的，因为她们的腿长与身高比可能不一样。

所以即使是孕前体重指数正常的女性，如果身材比较特殊，那么也有可能会增加妊娠期糖尿病的发生风险。目前医学界认为身材矮小、腿长／身高比率小的孕妈妈孕期合并妊娠期糖尿病的风险较高。尤其是腿长小于 70 公分、腿长／身高的比率小于 0.44 都是妊娠期糖尿病的高危因素。

（4）多囊卵巢综合征的孕妈妈

多囊卵巢综合征对于当今很多女性并不陌生，在年轻女性当中的发病率高达 5%～10%，可能有很多孕妈妈在孕前就被这个疾病困扰很多年。患有多囊卵巢综合征的女性可能会有月经紊乱、受孕困难，那么这样的女性怀孕做了孕妈妈之后是不是就可以摆脱它的困扰了呢？很遗憾，不是这样的。

因为患有多囊卵巢综合征的女性都知道，自己在孕前就有高胰岛素血症和胰岛素抵抗，而怀孕之后胰岛素抵抗会进一步加重，和正常孕妈妈相比发生妊娠期糖尿病的风险就会更高，一般认为 20% 的多囊卵巢综合征患者在孕期会发生妊娠期糖尿病。

所以，如果孕妈妈在孕前就被诊断为多囊卵巢综合征，那么整个孕期都要时刻警惕血糖的问题。

（5）经产妈妈

随着二胎政策的放开，二胎妈妈越来越多。有很多孕妈妈觉得生第一个宝宝的时候 75g OGTT 检查非常顺利地就通过了，没有任何血糖问题，那么第二个宝宝也一定会和第一次一样。其实不是这样的，二胎妈妈在享受再次妊娠的甜蜜过程当中也要当心了，因为和第一次妊娠相比，经产妈妈患妊娠期糖尿病的风险要高，尤其第一次是剖宫产分娩的孕妈妈，二胎时发生妊娠期糖尿病的风险会更高。

（6）携带乙型肝炎病毒的孕妈妈

如果孕妈妈的乙肝表面抗原是阳性的，那么发生妊娠期糖尿病的风险可能是正常孕妈妈的 3 倍。这可能因为乙肝表面抗原携带的状态会使肝脏的胰岛素抵抗加重，从而增加妊娠期糖尿病的发生率。

（7）孕妈妈当年是个 "小宝宝"

正常的宝宝出生时体重应该在 2500～4000g 之间，如果孕妈妈当年出生的时候体重不足 2500g，那在医学上就被称为低出生体重儿。这样的"小宝宝"将来长大成为孕妈妈之后，妊娠期糖尿病的发生风险要比正常的孕妈妈高出 9.3 倍。

所以，孕妈妈们可以回家问问自己的妈妈还记不记得自己的出生体重了。如果发现自己当年是个"小宝宝"，那么在整个孕期也要注意自己的血糖有没有出问题。

（8）孕妈妈是个 "糖二代"

我们有一个常识：糖尿病和遗传因素有相关性。如果孕妈妈的父母亲同时患有 2 型糖尿病，那么孕妈妈在妊娠期患妊娠期糖尿病的风险会增加 9 倍。和父亲患 2 型糖尿病的孕妈妈相比，自己母亲患病的孕妈妈在孕期发生妊娠期糖尿病的风险会更高。因此，我们能够感觉糖尿病就犹如一个魔咒：糖尿病的妈妈所生的女儿很可能会在生育年龄也发生糖尿病，进而影响到第三代，甚至以后的子代。

所以，如果孕妈妈生在了一个糖尿病家庭，那就要动员全家人一起努力，积极改善已有的生活方式，调整不良的饮食结构，格外关注自己的血糖情况，争取打破糖尿病家族的恶性循环。

（9）曾经的糖妈妈

如果第一次怀孕时被诊断为妊娠期糖尿病，那么怀二宝的时候发生妊娠期糖尿病的风险为 35.6%，远比正常孕妇要高。因此，曾经的糖妈妈再次怀孕了一定要注意监测自己的血糖。

2. 孕期发现的高危因素

（1）孕期体重增长过快

近年来，随着我国经济的发展，孕产妇营养水平有很大的提高，孕期营养不足的现象已不常见，更多见的是孕妈妈们孕期饱和脂肪酸摄入过多、体重增长超标，使得妊娠期糖尿病发病率迅速增加。所以孕妈妈们应该对自己的孕期体重增长有一个合理的规划，并且严格按照指定的体重增长计划来执行，争取把孕期增重控制在适宜的范围之内。

（2）孕早期高血红蛋白

孕妈妈们都知道看自己是不是贫血要看血常规检查中的一项指标——血红蛋白。如果孕早期血红蛋白的值小于 110g/L，就要考虑有贫血存在，那么是不是血红蛋白的值越高越好呢？也不是这样。如果孕妈妈在 14 周前查血常规发现血红蛋白＞130g/L，那妊娠期糖尿病的发生率可能就会明显高于其他孕妈妈。孕妈妈在产检过程当中，几乎每次都会做血常规的检查，所以可以在孕早期留心一下有没有血红蛋白过高，如果发现高于130g/L，那就要警惕孕中期会出现血糖问题了。

（3）多胎妊娠

如果孕妈妈在产检过程当中意外地发现自己的肚子里住着两个宝宝或者更多，那惊喜之余也要格外关注孕期的各种变化。因为多胎妊娠属于高危妊娠的范围，对于妈妈和宝宝而言都是很大的挑战，多胎妊娠的合并症和并发症发生率会明显高于单胎妊娠。由于多胎妊娠胎盘的面积会比单胎大，所以分泌的胎盘生长因子也会更多，从而加重了胰岛素抵抗，使得妊娠期糖尿病的发病率增加。

尤其近些年来辅助生殖技术的快速发展和使用，使得很多孕妈妈能够怀上双胞胎或三胞胎。这些孕妈妈的孕期会更加辛苦，也更需要严密监测孕妈妈和宝宝的各项指标，以保证妊娠的顺利进行。

（4）妊娠期的血压情况

血压是人的生命体征之一，大家并不陌生。每次去医院检查护士小姐都会为我们测血压。而且绝大多数孕妈妈也知道成人的血压不超过140/90mmHg，如果超过这个标准就要诊断为高血压了。那么您知道吗？孕早期的血压情况也是妊娠期糖尿病的一项预测指标。孕9～12周之间，孕妈妈的收缩压（高压）和妊娠期糖尿病的发生率呈正向相关，当平均收缩压≥110mmHg时，妊娠期糖尿病的发生率会明显升高。

所以即使孕妈妈血压正常，也要在每次产检时关注具体的血压数值，及时发现有没有高危情况出现，及时预防相关的孕期合并症。

三、如何诊断妊娠期糖尿病？

1. 妊娠期糖尿病的检查时间和检查方法

怀孕之前血糖正常，而且孕早期空腹血糖也在正常范围的孕妈妈，要在孕 24 ～ 28 周做正规的 75g OGTT，以诊断有没有妊娠期糖尿病。

2. 什么是 75g OGTT

可能很多孕妈妈都听说过在孕期要做一项喝糖水的检查，这个就是孕期非常重要的一项检查——75g 口服葡萄糖耐量试验（75g OGTT）。检查的方法就是早晨空腹抽一次静脉血，然后把 75g 葡萄糖溶解到 300 毫升白开水中，在 5 分钟内喝完，然后 1 小时抽一次静脉血，2 小时抽一次静脉血。根据 3 次静脉血的血糖值来判断是否有妊娠期糖尿病。可能有很多孕妈妈会觉得这个检查太复杂了，担心自己不能正确的操作。事实上，在产前检查的过程中，一般产科医生会在前次检查结束后就开好下一次检查的化验单和葡萄糖粉或者葡萄糖溶液。因为 75g OGTT 的检查过程需要 2 ～ 3 个小时，所以孕妈妈在做检查的当天要带着化验单和葡萄糖，根据产检医院的排队情况早点到医院，最好 8 点之前就完成空腹抽血的过程，然后在护士的指导下完成葡萄糖溶液的配制和口服。

在日常的产检过程中，我们经常能够听到有些孕妈妈把 75g OGTT 称为"糖筛"，其实"糖筛"一般是指口服 50g 葡萄糖筛查试验（50g GCT）。而自从 2011 年美国糖尿病学会明确了使用 75g OGTT 对于妊娠期糖尿病进行诊断之后，大多数医院已经渐渐不再使用 50g 口服葡萄糖筛查试验了。那么现在所说的孕期"喝糖水"的检查就是指 75g OGTT。

3. 做 75g OGTT 的注意事项

那么，除了明白 75g OGTT 的具体检查方法和步骤之外，还有哪些要注意的呢？首先，做 OGTT 前要求连续 3 天正常饮食，所谓正常饮食就是指每天吃的碳水化合物的量不少于 150g（生重）；第二点要注意的是检查前至少要禁食 8 小时，一般就是检查前一天晚上 10 点以后不吃不喝；第三点是在检查的过程中要求孕妈妈要避免剧烈活动，不要吸烟；最后要提醒孕妈妈注意的是喝 300 毫升糖水的时间不要过长，要在 5 分钟内喝完。

可能很多孕妈妈知道一旦诊断为妊娠期糖尿病就会被产科大夫非常严格地管理饮食，甚至有一部分孕妈妈需要使用胰岛素控制血糖，所以网上就有各种各样的"攻略"来帮助孕妈妈通过 OGTT 检查。比如说，临床上真的会有一些孕妈妈"很聪明"地少喝 100ml 糖水，还有一些孕妈妈喝完糖水之后做一些强度比较大的运动来消耗血糖，还有一些孕妈妈会在检查前的几天狠狠地饿着，希望通过以上的方法来通过 OGTT。我们知道这些做法肯定是不对的，可是临床上经常看到"作弊"的孕妈妈。其实如果血糖有问题还是及时发现比较好，因为妊娠期糖尿病对于孕妈妈和小宝宝都是有危害的，应该及时发现并治疗。

4. 妊娠期糖尿病的诊断标准

随着人们对孕期血糖情况越来越重视，关于妊娠期糖尿病的研究也越来越深入，而关于 GDM 的诊断标准也是几经修正。血糖值的常用单位有两种，一个是 mmol/L，另一个是 mg/dl。目前国内外使用的诊断标准是：孕 24 ～ 28 周之间做 75g OGTT，空腹、服糖后 1 小时、服糖后 2 小时的血糖值应该分别低于 5.1、10.0、8.5 mmol/L（92、180、153mg/dl）。

四、妊娠期糖尿病对妈妈和宝宝的危害

因为绝大多数妊娠期糖尿病的妈妈在没有怀孕的时候血糖是正常的，所以对于血糖问题对健康的影响并不十分清楚。甚至我们在日常出门诊的时候经常会遇到糖妈妈们对于血糖的问题并不重视，觉得大夫的建议和忠告是危言耸听。这可能是由于对于这个疾病没有足够的了解造

成的。那么妊娠期糖尿病对于孕妈妈和宝宝有哪些危害呢？我们来逐条和大家说明。

1. 妊娠期糖尿病对孕妈妈有什么危害？

因为妊娠期糖尿病血糖异常的病程比较短，所以与血糖相关的三多一少症状并不明显，但是妊娠期糖尿病可能会影响到微血管，所以往往容易合并妊娠期高血压疾病。很多孕妈妈都知道，妊娠期高血压疾病是一个比较严重的产科并发症，有可能会导致一些不得已的医源性的早产，如果胎盘功能很差了，宝宝在肚子里很危险，不得已要提前让孩子出来，所以有可能导致早产；还有一个呢，就是有可能导致羊水过多，如果血糖控制不好，高血糖可能会导致渗透性的羊水过多，羊水过多子宫张力很大，容易诱发宫缩，导致胎膜早破，甚至可能发生脐带脱垂这些危险的并发症。

2. 妊娠期糖尿病对胎宝宝有什么危害？

对于肚子里的宝宝而言，一方面有可能因为高血糖发生巨大儿，因为血糖高，胰岛素水平也高，生长代谢增快，所以妊娠期糖尿病有合并巨大儿的风险。巨大儿就是超过 8 斤的孩子，其实是一个病理性的改变，比正常的孕妇要高得多。另一方面有可能因为影响到胎盘功能，导致孩子生长过小。所以并不是说所有妊娠期糖尿病患者怀的都是大孩子，也有可能是生长发育受限的孩子。我们临床上也经常能够看到糖尿病的妈妈，孕期长了 80 斤，孩子还不到 5 斤。

而且，在分娩过程当中，糖妈妈的宝宝发生肩难产的概率会比正常的宝宝要高。肩难产是一种非常凶险的产时并发症，有可能导致妈妈和宝宝发生严重的产伤，甚至生命危险。我们知道，一般情况下小宝宝们的头是整个身体当中最大的径线，如果宝宝的头能够顺利分娩出，那么整个身体也会随之娩出。但是，糖妈妈的宝宝由于双肩径超过头径，所以发生肩难产的概率会比正常宝宝高。

3. 妊娠期糖尿病对出生后的宝宝有影响吗？

低血糖是糖妈妈的宝宝们最常面临的并发症。宝宝在糖妈妈宫内的时候，由于高血糖持续经过胎盘进入宝宝体内，刺激胎儿胰岛细胞增生，胰岛素分泌增多。宝宝离开母体的高血糖环境后，来自妈妈的糖原中断了，但是胰岛素的水平依然是比较高的水平，而且宝宝出生后最初的几个小时内体内其他形成糖原的途径还没有完善，所以在出生后的最初6小时内很容易出现低血糖。这就是为什么有很多妊娠期糖尿病的宝宝出生后要常规监测血糖、喂糖水。

五、得了妊娠期糖尿病怎么办？

1. 妊娠期糖尿病独有的治疗特点

1型糖尿病和2型糖尿病的治疗目的是维持血糖水平平稳，减少糖尿病的并发症。而妊娠期糖尿病是在妊娠期发病的，治疗要兼顾到孕妈妈和宝宝两个方面，还要顺应孕期不同阶段的生理变化，所以妊娠期糖尿病有自己独特的治疗特点。首先应保证母亲和胎儿的最佳营养状况，摄入足够的能量，保证孕期适宜的体重增加，达到并维持正常的血糖水平，避免酮症的发生。

妊娠期糖尿病的治疗方案包括医学营养治疗、运动治疗、药物治疗、糖尿病的自我监测和健康教育这五大方面。值得注意的是，孕妇一般不使用口服降糖药控制血糖，因为口服降糖药有可能通过胎盘导致新生儿的一些近远期并发症。

另外，妊娠期糖尿病的血糖控制标准也和普通的糖尿病不同，一般要控制在空腹（或餐前）血糖 ≤ 5.3mmol/L（95mg/dl），餐后2小时血糖 ≤ 6.7mmol/L（120mg/dl）。

2. 医学营养治疗（饮食疗法）

医学营养治疗的概念是 1994 年由美国学者提出的，是糖尿病预防、治疗和自我管理、教育的一个重要组成部分。医学营养治疗即饮食疗法，是妊娠期糖尿病最基本最重要的治疗方法，合理的饮食能够有效地控制糖尿病。饮食治疗并不是像很多孕妈妈所担心的那样"管住嘴不让吃"，正确的理解是应当把健康饮食的糖尿病食谱当成一种新的生活方式去接受。由产科医生或临床营养师制定食谱，既符合患者的口味又能够达到控制血糖的效果，使患者能够坚持下去，并从中得到饮食的乐趣。

（1）医学营养治疗的目标是什么？

医学营养治疗以保证母亲和胎儿的最佳营养状况，摄入足够的能量，保证孕期适宜的体重增加，达到并维持正常的血糖水平，避免酮症的发生为目标。获得良好的血糖控制及满意的妊娠结局是医学营养治疗面临的挑战。

（2）医学营养治疗的原则有哪些？

医学营养治疗的原则是：合理控制总能量，维持体重的适宜增长；适当限制碳水化合物；保证充足的蛋白质；合理的脂肪摄入；膳食纤维的摄入要充足；保证足够的维生素、矿物质；进行适宜的体力活动；给予合理的餐次安排；饮食治疗效果不满意及时使用胰岛素治疗；鼓励妊娠期糖尿病孕妇产后母乳喂养。

1）合理控制总能量，维持体重的适宜增长

在这里一定要纠正一个误区：很多孕妈妈一旦在产检时被产科大夫诊断为妊娠期糖尿病就会非常紧张，并且开始想当然的盲目节食。临床上经常见到很多孕妈妈非常得意地告诉大夫，自从被诊断为妊娠期糖尿病，为了控制血糖，已经瘦了好几斤了，这其实是非常危险的做法。

前面我们已经讲述了能量的一些基础知识，现在我们来谈一谈妊娠期糖尿病总能量的控制原则。糖妈妈在妊娠期间的新陈代谢非常复杂，血糖、尿糖浓度虽然高，但是机体对能量的利用率却比较低，同时机体还需要更多的能量以弥补尿糖的损失和供给胎儿生长发育的需要。一般来讲，孕早期每天能量摄入不建议低于 1500 千卡，孕中期和晚期不低于 1800 千卡，一般体型的孕妈妈在孕中晚期每天要控制在 1800～2200 千卡之间比较合适。

孕期能量控制一定要在产科医生或临床营养师的指导下进行，切不可盲目节食，因为过分的能量限制可能加速脂肪分解而发生酮症酸中毒，而酮症酸中毒可能会对宝宝的神经系统发育造成损害。

临床上，对于一些孕前就超重或者肥胖的孕妈妈可以适当地降低能量的摄入，而对于体重较轻或者体质比较虚弱的孕妈妈就要供给充足的能量。总体而言，要根据孕妈妈的孕前体重指数、血糖情况、有无酮体产生、体重增长情况、胃肠道的自我感觉、体力活动的情况随时调整能量供给。目的就是要保证孕妈妈和宝宝在妊娠期的营养需求，维持孕妈妈适宜的体重增长。

孕期究竟应该长多少体重是合适的呢？之前我们已经谈到过了，孕妈妈们还记得吗？目前，医学界对于糖妈妈的孕期增重建议和普通孕妈妈是一样的，也是根据不同的孕前体重指数有不同的孕期增重建议范围，见表 3-2。

表 3-2　糖妈妈孕期增重建议范围表

	孕前体重指数（kg/m²）	推荐孕期增重范围（kg）
消瘦	< 18.5	12.5～18.0
正常	18.5～24.9	11.5～16.0
超重	25.0～29.9	7.0～11.5
肥胖	≥ 30.0	5.0～9.0

2）适当限制碳水化合物的摄入量

通过之前的学习我们已经明白了碳水化合物是孕期能量最主要的来源，那我们就来谈一谈糖妈妈应该如何适当限制碳水化合物。适当限制碳水化合物的摄入包括摄入总量、摄入时间、每次摄入量以及碳水化合物的组成。通过前面的讲述我们知道：碳水化合物是能量的重要来源，是影响餐后血糖的主要营养素，碳水化合物的摄入总量不宜过高或过低。

《中国糖尿病营养治疗指南》建议：糖尿病患者的碳水化合物推荐摄入量占每天膳食总能量的 50% ～ 60%，而妊娠期糖尿病的糖妈妈每日碳水化合物的摄入量多占每天膳食总能量的 50% ～ 55%。

在具体制订膳食计划时，应该考虑到碳水化合物的数量和种类。在同等量的情况下尽量选择对血糖影响较小的食物，最好选用杂粮，同时建议主食和一些新鲜蔬菜混合使用。由于不同食物来源的碳水化合物在消化、吸收、食物相互作用等方面的差异，以及由此引起的血糖和胰岛素反应的差别，混合膳食可以减慢碳水化合物的消化吸收，有利于控制血糖水平。具体如何选择对血糖影响小的食物，在后面"饮食治疗"的章节中，我们会详细讲述。

3）保证充足的蛋白质

按照 2013 年《中国居民膳食营养素参考摄入量》所推荐的：孕早期和非孕期一样，每天每千克体重摄入 1g 蛋白质，孕中期在此基础上每天增加 15g，孕晚期每天增加 30g。糖妈妈也可以按照这个标准摄入蛋白质，因为虽然蛋白质也像碳水化合物一样是胰岛素刺激因子，但是控制良好的糖尿病摄入蛋白质并不使血糖水平升高。血糖水平控制不理想的糖妈妈可以适当增加蛋白质的摄入量，但是不要超过总能量的 20%。

4）合理的脂肪摄入

我们已经了解了脂肪的相关知识，明白孕妈妈在孕期不应该拒绝脂肪，那么我们再回过头来看一看糖妈妈的脂肪摄入要注意些什么。医学界推荐糖妈妈们膳食脂肪占总能量的 25% ～ 30%，而且应当适当限制动物油脂、红肉类、椰奶、全脂奶制品等富含饱和脂肪酸的食物，糖尿病患者饱和脂肪酸摄入量不应该超过总摄入能量的 7%；减少反式脂肪酸摄入量有助于降低低密度脂蛋白胆固醇，增加高密度脂蛋白胆固醇。孕妈妈们日常准备膳食中烹调用的油可以选用不饱和脂肪酸含量较高的橄榄油、山茶油、大豆油或者玉米油。

5）膳食纤维的摄入要充足

糖妈妈每天应该摄入多少膳食纤维呢？一般建议所有孕妈妈都应该从各种食物中增加膳食纤维的摄入量，鼓励糖妈妈和普通的孕妈妈一样选择富含膳食纤维的食物，如全谷类的食物、蔬菜和水果等。每天膳食纤维的推荐摄入量为 25 ～ 35g。但是这里也要提醒各位孕妈妈，膳食纤维的摄入量并不是越多越好，因为过多的摄入也可能导致一些不良后果，如腹胀、消化不良；可能影响一些微量元素的吸收；降低蛋白质的消化吸收率；如果短时间内由低纤维膳食突然转变为高纤维膳食，可能会出现一系列的消化道不耐受的症状，如胃肠胀气、腹痛、腹泻等。

为了便于各位孕妈妈选择适合的食物，表 3-3 列出了常见食物的膳食纤维含量。

表 3-3　常见食物膳食纤维含量（单位：克 /100 克食物）

食物	膳食纤维	食物	膳食纤维	食物	膳食纤维
魔芋	70	玉米面	7.9	糯米	2.7
海带（干）	23.8	小麦粉	4.8	茄子	2.7
黄豆	22.5	小米	3.2	甘薯	2.3
蚕豆	21.6	韭菜	3.0	大白菜	2.2
大麦粉	14.4	菠菜	3.0	马铃薯	1.9

6）保证足够的维生素和矿物质

我们知道虽然维生素和矿物质不能够直接提供热量，但是是我们饮食结构当中必不可少的一部分。糖妈妈们每天应该摄入一定量的鲜奶或者奶制品、动物的肝脏、蛋类、鱼类、虾、豆类、干果类、大量的新鲜叶菜，以获得足量的钙、镁、铁、锌、碘、铬、硒、维生素和膳食纤维。

与糖代谢相关的维生素主要是维生素 B_1、维生素 B_2 和维生素 B_6。糖尿病患者因为排尿较其他人群多，容易使钾、钠、镁、磷等无机盐丢失而影响体液的酸碱平衡。微量元素中的锌、铬参与体内胰岛素的生物合成和体内能量的代谢。铬能提高组织对胰岛素的敏感性，促进糖代谢和蛋白质的合成。动物性食物，如畜类、禽类、鱼肉中含锌较高，牡蛎、蛋黄中铬的活性较强，糖妈妈们可以在配餐时选择这类食物。

目前医学界认为关于维生素和矿物质的每日推荐量，妊娠期糖尿病的妈妈和其他孕妈妈是一样的。所以糖妈妈们的每日摄入量可以参考之前我们推荐给孕妈妈的剂量，如果通过膳食达不到推荐摄入量，可以考虑补充维生素或矿物质的制剂。

7）进行适宜的体力活动

运动的过程是机体消耗能量的过程，糖妈妈可能会发现，通过运动血糖降低了、胰岛素的效率提高了、与血糖有关的一些代谢指标（如糖化血红蛋白和糖化白蛋白等）改善了。运动过程中脂肪也会被不同程度地消耗，一些孕前超重、肥胖或者孕期体重增长过快的孕妈妈们体重也会得到更好的控制，相对的肌肉组织成分也会增加。另外，运动还能促进血液在血管中的流动，增强心脏及呼吸的功能，加强骨骼的坚韧性，放松心情和增加体力。有一部分糖妈妈可能会接受胰岛素治疗，进行适当的运动可以协助胰岛素在体内充分地发挥治疗效果。血糖问题往往伴随着血脂的异常和微血管的病变，适当的运动可以通过改善脂代谢减轻其他妊娠并发症的发生（如妊娠期高血压疾病）。所以运动是糖妈妈控制血糖的法宝之一。

只要没有不适合运动的合并症，如先兆流产、先兆早产、产前出血、子痫前期、前置胎盘、宫颈环扎术后等，糖妈妈们应该坚持适量有规律的运动。可能糖妈妈们已经迫不及待地想知道什么样的运动是孕妈妈适合的运动？孕期的运动计划应该怎么安排呢？具体的运动方式和适宜的强度选择我们会在后面的章节中详细地讲述，请孕妈妈们耐心地阅读下去。

8）给予合理的餐次安排

每位孕妈妈的餐次安排可能不同，因为要充分考虑不同个体的生活方式、活动和社会习惯。但是总体的原则是以分餐为主。一般建议每天5～6餐。三顿正餐：早餐占总能量的10%～15%，中餐和晚餐各占30%；加餐：上午9～10点、下午3～4点、晚上睡前各加餐一次，每次加餐的能量占总能量的5%～10%。分餐的目的是使血糖尽可能平稳，防止发生低血糖。临床上见到很多孕妈妈对于三餐的能量分配有疑问：我们的习惯是早上多吃点，晚上少吃点；但是现在却要求早餐的能量最少，只有中餐和晚餐的1/3，而晚上吃那么多还要加餐，好像和我们所知道的常识不太一样。这是因为妊娠期发生了和非孕期不同的生理变化，早餐的总能量限制有助于维持满意的血糖水平和减少早餐前胰岛素的剂量，而上午的加餐有助于预防因早餐能量较少带来的饥饿感。由于孕妈妈空腹血糖本来就低于非孕期，再加上宝宝夜间的能量消耗，虽然我们晚上处于睡眠状态，但是糖妈妈要警惕夜间低血糖的发生，所以晚餐的能量所占的比例高于非孕期女性以及其他类型的糖尿病患者。

9）饮食治疗效果不满意，及时使用胰岛素治疗

很多孕妈妈担心大夫会给自己使用胰岛素，想告诉大家的是，并不是每位妊娠期糖尿病的患者都需要使用胰岛素治疗，大多数糖妈妈可以通过饮食和运动把血糖控制在理想范围之内。

但是，如果糖妈妈严格地按照要求进行饮食治疗和运动治疗维持1周后，血糖依然没有达到理想的水平，那就要考虑使用胰岛素治疗了。糖妈妈理想的血糖水平是空腹血糖≤5.3mmol/L，餐后2小时血糖

< 6.7mmol/L。

10）鼓励糖妈妈产后母乳喂养，强化生活方式的调整

如果没有其他的母乳喂养禁忌证，建议糖妈妈们尽量坚持母乳喂养，因为母乳喂养可以改善糖代谢，也可以降低宝宝长大后患 2 型糖尿病的风险。

另外，提醒糖妈妈在产后 6 ～ 12 周要复查 75g OGTT，以了解血糖情况。即使检查正常也要每 3 年复查一次，以及时发现有无发展为糖尿病或糖尿病前期。对于孕前就超重或肥胖的糖妈妈，在停止哺乳后要好好管理自己的体重，争取减重，以防发展成 2 型糖尿病。而所有的糖妈妈们在产后都要继续保持健康的生活习惯，保证平衡膳食和适量运动。

（3）如何把食物换算成能量？

糖尿病患者饮食的原则是少食多餐、定时定量。真正地把饭当做药来吃，所以在饮食治疗之前孕妈妈应该准备以下工具以进行食物的称量：食品称 1 个、量杯 1 个、量勺 1 套。我们只有准确地称量了食物的重量，才能够估算出所吃食物为我们提供了多少热量。那么如何通过食物的重量或体积换算出其所提供的热量呢？国际上采取了食品交换份的方法。

食品交换份是目前国际上通用的糖尿病饮食控制方法，是把食物按照来源、性质分成几大类。同类的食物在一定重量内，所含的蛋白质、脂肪、碳水化合物和能量相似，不同类食物间所提供的能量大致相等。

具体来讲，我们把常见的食物分成 4 大类：谷薯类；蔬菜、水果类；大豆、肉、蛋、奶类；坚果、油脂类（细分可分为 8 小类）。每份食物所提供的热量相仿，都是 90 千卡，同类食物之间可以任意互换，见表 3-4。

表 3-4　食品交换份表

类别	每份重量 （g）	能量 （kcal）	蛋白质 （g）	脂肪 （g）	碳水化合物 （g）	主要营养素
1. 谷薯类	25	90	2	－	20	碳水化合物 膳食纤维
2. 蔬菜类	500	90	5	－	17	无机盐 维生素 膳食纤维
3. 水果类	200	90	1	－	21	
4. 大豆类	25	90	9	4	－	蛋白质 脂肪
5. 奶制品	160	90	5	5	6	
6. 肉蛋类	50	90	9	6	－	
7. 硬果类	15	90	4	7	2	脂肪
8. 油脂类	10	90	－	10	－	

在这里要提醒各位孕妈妈注意，营养学上所说的重量一般是指生重，因为很多食物（比如主食和瘦肉）的生重和熟重是不一样的。常用食物的生熟互换公式有：

50g 生面 =75g 熟面

50g 生米 =130g 熟米饭

50g 生肉 =35g 熟肉

通过上面的食品交换份表，我们能够明白，想要提供 90kcal 的热量，我们可以按照表中所列出的重量任选以下 1 种：

谷薯类食物 25g

蔬菜类食物 500g

水果类食物 200g

大豆类食物 25g

奶制品 160g

肉蛋类食物 50g

坚果类食物 15g

油脂类食物 10g

这 8 种选择所提供的热量是一样的，都是 90 千卡。但是有一点需要注意的是：不同类的食物之间不可以互相替换。比如说食谱上建议您吃 2 份主食，那么您可以选择 50g 生大米或者 50g 生面或者 25g 生大米 +25g 生面，都是可以的，因为 1 份同类食物所提供的热量和营养素是相同的。但是，您不可以选择 500g 白菜 +200g 苹果来代替 2 份主食，虽然 500g 白菜 +200g 苹果所提供的热量和 50g 生大米提供的热量一样，都是 180 千卡，可是它们所提供的营养素是不同的，所以不同类食物之间不可以互相替换。

当然，同样是一类食物，提供 90 千卡热量所需要的重量并不是完全相同的。比如同样是水果类的食物，同样重量的热带水果就比温带水果所提供的热量多，因为含糖量不完全相同。表 3-5 ～表 3-11 列出一些常见食物的等值交换表，供各位孕妈妈查询参阅，大家可以按照妊娠期糖尿病的食谱使用食品交换份在同类食物中选择符合自己口味的食物，这样通过饮食控制来调节血糖就不会那么困难。

表 3-5 谷类食物等值交换表

（每份食物提供蛋白质 2g、碳水化合物 20g，能量 90kcal）

食品	重量（g）	食品	重量（g）
大米	25	米饭	65
绿豆、赤豆	25	土豆	100
苏打饼干、干粉条	25	玉米棒	200
馒头、花卷、生面条	35	水饺	3 个
面包、烧饼、烙饼	35		

表 3-6　蔬菜类食物等值交换表

（每份食物提供蛋白质 2g、碳水化合物 17g，能量 90kcal）

食品	重量（g）	食品	重量（g）
大白菜、花椰菜	500	冬瓜、莴笋	1000
黄瓜、苦瓜、南瓜	500	荷兰豆	400
西葫芦、番茄、茄子	500	四季豆	300
甜椒、鲜蘑菇、白萝卜	500	扁豆	250
冬笋、茭白、丝瓜	500	芋头、藕	150
胡萝卜、荸荠	200	新毛豆	130
慈菇	100	新毛豆肉	70

表 3-7　水果类食物等值交换表

（每份食物提供蛋白质 1g、碳水化合物 21g，能量 90kcal）

食品	重量（g）	食品	重量（g）
大豆、莲子	25	梨、橙子	250
香蕉、鲜荔枝、柿子	150	草莓	300
葡萄、橘子、金橘、苹果	200	芒果	400
柚子果肉、桃子、猕猴桃	200	西瓜	500

表 3-8　肉蛋类食物等值交换表

（每份食物提供蛋白质 9g、脂肪 6g，能量 90kcal）

食品	重量（g）	食品	重量（g）
瘦肉香肠	20	鸭蛋、瘦牛肉、鸡蛋	60
肥瘦猪肉	25	青鱼、带鱼、河虾	100
午餐肉、叉烧、酱牛肉	35	鲫鱼	150
猪大排、虾肉	50	河蟹、梭子蟹	200
猪肝、瘦猪肉、鸡翅	60		

表 3-9 奶类食物等值交换表

（每份食物提供蛋白质 5g、碳水化合物 6g、脂肪 5g，能量 90kcal）

食品	重量（g）	食品	重量（g）
奶粉	20	牛奶、羊奶	160
脱脂奶粉、乳酪	25	市售袋装奶	160
无糖酸奶	130		

表 3-10 大豆类食物等值交换表

（每份食物提供蛋白质 9g、碳水化合物 4g，能量 90kcal）

食品	重量（g）	食品	重量（g）
大豆	25	豆腐干	50
大豆粉	25	北豆腐	100
腐竹	20	南豆腐	150
豆腐丝	50	豆浆	400

表 3-11 油类食物等值交换表

（每份食物提供脂肪 10g，能量 90kcal）

食品	重量（g）	食品	重量（g）
菜籽油	10	猪油	10
花生油	10	牛油	10
豆油	10	羊油	10
玉米油	10	黄油	10

通过上面的几张表，糖妈妈们应该感觉到了吧，糖尿病的饮食控制并不是不让您吃东西，而是要求我们科学合理地进行饮食，要对我们的饮食进行定时定量的管理。

食品交换份法就是帮助我们通过可以测量的食物重量或者体积进

行热量的转换。掌握了这个方法对于我们一生的饮食管理以及我们家人的饮食习惯的改善和培养都是十分有益的，望各位孕妈妈能够用心学习。

食品交换份法的优点在于：

1）能够对每天摄入热量进行量化控制，使得糖妈妈们自己能够比较容易地了解每天热量摄入是否符合标准，即使不来医院，不找临床营养师咨询也能够对于饮食控制的情况做到心中有数。我们在临床工作当中，对于糖妈妈们要严格地管理饮食，要求糖妈妈们按照给她们制订好的膳食食谱进行饮食记录。在复诊过程当中，有的糖妈妈还没有拿出自己的饮食日记就先和大夫承认错误，自己某一天或者某一顿的热量超标了，这就说明她已经基本掌握了通过食物交换份法进行热量的换算。那么这样的糖妈妈就能够对自己每天或者每顿的饮食是否合理进行一个粗略的判断。

2）能够帮助我们比较容易地做到平衡膳食。我们知道，妊娠是一个复杂的生理过程，为了妊娠的成功，孕妈妈的生理状态及机体代谢发生了较大的适应性改变，以满足妊娠期妈妈和宝宝的生长发育需要，并为产后哺乳进行营养的储备。孕期营养状况的优劣对于宝宝在宫内的生长发育乃至成年后的健康将产生至关重要的影响。和非孕期的女性相比，孕妈妈对于能量和各种营养素的需要量均有所增加，尤其是蛋白质、必需脂肪酸以及钙、铁、叶酸、维生素 A 等多种微量营养素。为了满足这些营养素的增加，孕期食物的摄入量也应该相应增加，但更重要的是膳食的结构应该是由多种多样食物组成的平衡膳食，要求食物尽量种类丰富、营养齐全。而且在这里要提醒孕妈妈注意，除刺激性食物或特殊食物外，无需忌口。通过食物交换份表我们知道，只要每天摄入的食物包括了四大类（尽可能包括八小类），就基本能够达到平衡饮食的标准。因为这个表包括了大多数常见的食物和营养素，并且进行了分类。

3）便于饮食控制的实施，增加糖妈妈的依从性。很多糖妈妈一想到糖尿病就马上想起了一句话"管住嘴，迈开腿"，就会认为大夫一定会非常严苛地不让吃自己喜欢的东西。可能在大家的想象中，糖尿病的妈妈就只能吃糠咽菜，吃着很难吃很单调的食物。其实不是这样的，通过食物交换份表我们知道，在妊娠期糖尿病食谱规定的食物能量和食物种类的范围之内，大家可以自主选择符合自己口味的食物。比如表3-12这张食谱，就是按照食品交换份法为妊娠期糖尿病妈妈制定的一份食谱，我们运用它就可以在吃着自己喜欢的食物的同时控制总热量的摄入。

表 3-12　妊娠期糖尿病食谱举例

餐次	谷类	奶类	肉蛋	豆制品	蔬菜	水果	坚果	油脂
早餐	1	1.5	1	–	0.2	–	–	0.4
早加	1	–	–	–	–	–	–	–
中餐	3	–	1	0.5	0.4	–	–	0.8
中加	1	–	–	–	–	1	–	–
晚餐	3	–	1	0.5	0.4	–	–	0.8
晚加	1	1.5	–	–	–	–	1	–
合计	10	3	3	1	1	1	1	2

先来看一看早餐，早餐要包括1份主食、1.5份奶、1份肉蛋类食物、0.2份蔬菜、0.4份油脂，那我们就可以根据食谱制订出N个组合。

组合一：面包片35g+奶酪25g+鸡蛋1个＋凉拌绿叶菜100g（可以使用4g香油或者色拉油）

组合二：馒头35g+鲜牛奶160g+鸡蛋1个＋水煮菜100g（内可含花生6g）

组合三：花卷35g+无糖酸奶130g+熟牛肉片35g+凉拌藕片50g（可以使用4g香油或者色拉油）

……

我们可以制订出很多组合来满足既能让您喜欢吃又能控制能量、调节血糖的营养早餐。中餐、晚餐以及加餐也都是一样的，按照食谱中指定的食物的种类和量在等值交换表中选出自己喜欢吃的东西，那么饮食控制就不会像我们所担心的那么困难。糖尿病的饮食治疗是一种特殊的治疗，与其他的疾病不一样。其他的疾病，比如高血压，大夫会给您开一些药物让您回去定时定量吃就可以了，虽然生活习惯也会影响治疗效果，但是不会对药物的疗效有太大的影响。饮食治疗不一样，大夫只能告诉您治疗的原则和方法，不可能盯着糖妈妈怎么吃、吃多少，而饮食会直接影响血糖的控制效果。所以，糖妈妈的依从性必须足够好，才能够顺利完成饮食治疗的过程。食品交换份法就是为糖妈妈的饮食选择提供更大的自由空间，从而使得糖妈妈在控制饮食的过程中还能够体会到饮食的乐趣，最终有助于糖妈妈自觉自愿地遵守饮食治疗的原则，以达到好的治疗效果。

但是在使用食品交换份的时候还有两个事项要提醒糖妈妈们注意。

第一点其实我们之前谈到过，但是这里想要再强调一下，因为临床上经常看到糖妈妈们犯这样的错误，就是只注意到了热量的计算，而没有注意到食物种类的选择。比如说还是我们刚才看到的那份食谱，早餐的总能量是 4 份左右（包括 1 份主食、1.5 份奶、1 份肉蛋类食物、0.2 份蔬菜、0.4 份油脂）。有的孕妈妈由于孕期的消化道反应比较明显，早晨起来不想吃东西，看到食谱上面规定可以吃 4 份食物，就很开心地选择了 4 份水果来吃，认为自己的总热量是符合标准的，吃得很科学。现在我们都知道了，这样的做法是不对的，因为只考虑到了食物的热量，而没有考虑到食物的种类，而不同的食物所提供的营养素是不一样的。我们之前谈到过，饮食治疗的原则首先是要保证孕妈妈和宝宝的营养需要，维持体重的适宜增长，在营养均衡的前提下控制血糖，平衡膳食、营养均衡是十分重要的。所以我们不但要明白如何按照食物的重量和体积来计算热量，还要注意只有同类食物之间才可以互相替换。而且即使在同类食物之间选择，也还是建议各位孕妈妈们尽量做到不挑食，尽可能多样化的饮食。比如说一位孕妈妈喜欢吃大米饭，但是不可以天天顿顿吃米饭，还是建议要尽可能多样的选择，可以吃一些杂粮馒头、花卷、二米饭等来代替单纯的白米饭。

第二，食品交换份法只考虑考了营养素的含量以及提供的总热量，但是没反映出食物对于血糖的影响。一般情况下，我们认为对于血糖影响最大的食物是碳水化合物，所以主食对于血糖的影响相对比较大。但是，同样都是主食，对血糖的影响也是不一样的，比如说：同样是一份主食，2份杂粮馒头75g（熟重）和2份白米饭130g（熟重）所能够提供的热量是一样的，都是180千卡，但是它们对于血糖的影响是一样的吗？显然不是。所以，就要引入下面我们要谈的两个概念——血糖指数和血糖负荷。

（4）不同的食物对血糖的影响一样吗？

前面我们已经谈过，食品交换份法能够帮我们比较容易并且清楚地了解到我们所摄入食物所含的营养素和热量，但是为了能够了解不同的食物对于血糖的影响，我们还需要明白以下两个概念——血糖指数和血糖负荷。可能有些孕妈妈看到这里就会有些担心，这两个名词是不是有些过于专业了，我能搞清楚并且指导我的日常饮食吗？不用担心，这两个的概念其实很好理解。

1）血糖指数（glycemic index，GI）

我们都有这方面的生活常识，同样是主食，大米饭和窝窝头对于血糖的影响是不一样的，同样是大米，大米饭和大米粥对于血糖的影响也是不一样的。事实上，烹饪是一个非常神奇的过程，不仅能够改变食物的口味，还能够改变同一食物对血糖的影响。随着我们生产生活水平的提高，天然食物被加工得越来越精细，同一种农作物经过不同方法加工后，对血糖产生的影响也不同。所以为了衡量食物对血糖的影响，各位糖妈妈们还是应该搞清楚血糖指数这个概念。

血糖指数是指 50g 碳水化合物试验食物的血糖应答曲线下面积，与等量碳水化合物标准参考物的血糖应答之比。如果单纯听血糖指数的概念义，大家可能会觉得比较抽象。不过不要担心，虽然这个概念听起来晦涩难懂，但是所反映的事情却很好理解。这个概念是为了反映某一食物对于血糖的影响，以葡萄糖作为参考，某一食物使血糖升高的速度和能力与葡萄糖相比的百分数就是该食物的血糖指数。所以，医学界把葡萄糖的血糖指数定为 100 之后，就能够衡量其他食物的血糖指数。比如说：大米饭使我们血糖升高的速度和能力是葡萄糖的 64%，那么大米饭的血糖指数就是 64。

通过对血糖指数概念的解析，我们就能够明白，血糖指数越低的食物对于控制血糖越有利。一般情况下，按照血糖指数可以把食物分为3类：

血糖指数 > 70，是高血糖指数食物

血糖指数 55 ~ 70，是中血糖指数食物

血糖指数 < 55，是低血糖指数食物

各位糖妈妈们看到这里，就应该能够想到了吧，为了控制血糖，我们要尽可能多选用一些低血糖指数的食物来作为我们的饮食构成部分。表 3-13 为各位孕妈妈列出了一些常见的低血糖指数食物，以便大家查询挑选。

表 3-13　常见的低血糖指数食物列表

食物种类	常见食物
谷类	极少加工的粗粮，如水煮的整粒小麦、大麦、黑麦、稻麸，硬质小麦粉面条，通心粉，黑米，荞麦，强化蛋白质的面条，玉米面粥，玉米糁等
干豆类及制品	基本上豆类的血糖指数都比较低，如绿豆挂面、蚕豆、豌豆、扁豆、红小豆、绿小豆、利马豆、鹰嘴豆、青刀豆、黑豆、四季豆、黑眼豆等

续表

食物种类	常见食物
乳类	几乎所有乳类都是低血糖指数食物，如牛奶，全脂牛奶，脱脂牛奶，奶粉，酸奶（加糖），酸乳酪，牛奶蛋糊（牛奶、蛋加淀粉及糖）等
薯类	特别是生的薯类或经过冷处理的薯类制品，比如：马铃薯粉条、藕粉、苕粉、魔芋、芋头等
水果类	特别是含果酸比较多的，如苹果、桃、杏干、李子、樱桃、猕猴桃、柑、柚、葡萄、梨等。还有一些制品，如苹果汁、水蜜桃汁、菠萝汁（未加糖）、柚子汁等
即食食品	全麦型或者高纤维食品，如含50%～80%的大麦粒面包、黑麦粒面包、45%～50%燕麦麸面包、混合谷物面包、饼干、荞麦方便面等
混合膳食	混合膳食依赖于食物的种类和比例，如馒头加芹菜炒鸡蛋、烙饼加鸡蛋炒木耳、饺子、包子、馄饨、米饭加鱼肉、猪肉炖粉条等
其他食物	果糖、乳糖、花生，主要是因为这些食物蛋白质和脂肪含量高

通过表3-13，各位孕妈妈可能已经注意到，豆类、乳制品总是低的或者比较低血糖指数的食物；而谷类、薯类、水果类的食物则常常依赖于类型和加工方式，特别是高膳食纤维的含量不同而发生血糖指数的变化；蔬菜肯定是低血糖指数的食物，特别是叶类和茎类蔬菜，所以上表中没有专门列出。

可能很多妈妈尤其是糖妈妈看完这张表就开始担心，基本上低血糖指数的食物都是些粗加工的食物，都不是平常我所爱吃的"好吃的"，那是不是我平时吃的都是高血糖指数的食物呢？表3-14、表3-15就为人家分别罗列出中血糖指数和高血糖指数的食物，请各位孕妈妈分析一下自己日常的饮食究竟是怎么样的食物。

表 3-14　常见的中血糖指数食物列表

食物种类	常见食物
谷类	粗麦粉、大麦粉、甜玉米、玉米面粗粉、小米粥、荞麦面条、荞麦面馒头、燕麦麸、二面窝头（玉米面加面粉）、黑五类粉等
薯类	水分少的薯类，如微烤马铃薯、甘薯、山药等
蔬菜类	根、果类蔬菜，如甜菜、麝香瓜等
水果类	热带水果、水果制品，如菠萝、芒果、香蕉、橘子汁、葡萄干等
即食食品	全麦粉面包、黑麦粉面包、高纤维面包、燕麦粗粉饼干、油酥脆饼干、汉堡包即食羹、比萨饼（含乳酪）、炸马铃薯片、酥皮糕点、冰激凌等
混合膳食	蔬菜少的膳食，如馒头加入少量黄油、米饭加蒜苗鸡蛋、米饭加猪肉等

表 3-15　常见的高血糖指数食物列表

食物种类	常见食物
谷类	精制食物，如小麦粉面条、富强粉馒头、烙饼、油条、大米饭等，含直链淀粉低的黏米饭、糙米、糯米粥、米饼等
薯类	水分多、糊化好的薯类，如马铃薯泥、煮甘薯等
蔬菜类	根、果类蔬菜，如南瓜、胡萝卜等
水果类	西瓜等
即食食品	精白面包、混子面包、饼干、蜂蜜、麦芽糖等

怎么样，孕妈妈们平时吃的食物血糖指数如何啊？可能还会有更认真的糖妈妈希望能够更详细地了解常见食物的血糖指数以便自己选择。好的，表 3-16 罗列出常见食物的具体血糖指数数值。

表 3-16 常见食物的血糖指数（GI）

食物	GI	食物	GI	食物	GI	食物	GI
干枣	103	白面包	73	脱脂奶	32	大豆（煮）	28
烤土豆	85	方糖（蔗糖）	68	橘子	42	苏打饼	74
油炸圈饼	76	蛋糕	67	梨	38	腰果	22
绿豆果冻	78	白米饭	64	苹果	38	花生	14
发面米糕	78	黑米饭	55	全麦	38		
玉米早餐片	81	意大利面条（煮10～15分钟）	44	裸麦黑面包	41		
珍珠大麦（煮）	25	意大利面条（煮5分钟）	38	干扁豆（煮）	29		

通过这张表，孕妈妈们可能会很惊奇地发现，原来糖对血糖的影响并不是最大的，有很多主食对血糖的影响能力和速度比蔗糖还要大，也正因为如此，我们说主食的管理对于血糖的控制是非常重要的。而且居然有些食物的血糖指数超过了100，比葡萄糖还"甜"！对于这些高血糖指数的食物，糖妈妈们可要当心，尽量不要选用。

好的，以上我们讲了很多关于血糖指数的知识，孕妈妈们理解了吗？下面要谈一个更重要的问题，就是如何运用血糖指数的知识来控制我们的血糖。

根据血糖指数的基本知识，我们可以比较容易地接受以下几个控制血糖的技巧。

①粗粮不要细作：我们的生活水平越来越高，随之而来我们就有越来越多的精力、物力和财力来惯着我们的胃。现在的孕妈妈们可能只有在家里老人的言谈中才能听到杂粮面、窝头、豆饭、玉米糁之类的粗粮，自己可能很久很久都没有吃过了。如今充斥在我们日常生活中的饮

食，大多数都是精制食品，甚至很多我们都知道是垃圾食品。

事实上，精制食物的膳食纤维含量也会减少，使得食物的血糖指数升高。如同样是面包，白面包的血糖指数是 70，但是掺入 75%～80% 的大麦粒面包血糖指数就会下降到 34，所以建议各位孕妈妈，尤其是糖妈妈的膳食要做到粗细搭配。临床上，经常见到很多糖妈妈带着家里做的窝窝头非常委屈地来门诊哭诉：实在太难吃了，根本就难以下咽，从小就没有吃过这么难吃的东西，以至于现在看见饭就不想吃。其实呢，我们也没有必要矫枉过正，从此就不再吃细粮了。孕妈妈们可以循序渐进，在做馒头的时候先少掺入一点玉米面或者豆面，等适应了再渐渐地适当增加粗粮的比例；还可以吃一些粗细搭配的米饭，在白米饭中加入一些红小豆或者绿豆；做面条的时候，在白面中适当加一些玉米面或者荞麦面等，逐渐改变自己的饮食习惯。

另一方面呢，粮食制作得越精细，营养素的损失就会越多，尤其是维生素 B_1。之前我们讲过，维生素 B_1 是一种水溶性的维生素，又叫做抗神经炎因子、抗脚气病因子，具有很重要的生理功能，主要存在于未经精细加工的粮食类食物中。粮谷类食物是我们的主食，也是维生素 B_1 的主要来源，但是我们常吃的精白米或精白面由于过分去除了麸皮和糠，维生素 B_1 会随之损失很多。

②简单就好：蔬菜尽量能不切开就不要切，谷粒能整粒吃就不要碾磨。

③多吃膳食纤维含量高的食物，如魔芋、芹菜、竹笋、木耳、菇类等。

还记得膳食纤维的相关知识吗？简单地复习一下。日常饮食中，膳食纤维的主要食物来源是植物性的食物。粮食的麸皮和糠里含有大量的纤维素、半纤维素和木质素；柑橘、苹果、柠檬、香蕉等水果和洋白菜、甜菜、苜蓿、豌豆、蚕豆等蔬菜中含有较多的果胶。

膳食纤维具有吸水、黏滞作用，还能结合胆酸和胆固醇，在胃肠内结合无机盐，膳食纤维在肠道容易被细菌酵解后产生短链脂肪酸，可以作为肠道细胞和细菌的能量来源。所以，膳食纤维具有以下重要的生理作用：有利于食物的消化，降低血清胆固醇，预防冠心病，预防胆石的形成，促进结肠功能，预防结肠癌；对于糖妈妈来讲，更重要的功能就是能够防止能量过剩和肥胖，维持血糖正常平衡。

　　建议糖妈妈选择富含膳食纤维的食物，每天膳食纤维的推荐摄入量为 25 ～ 35 克。但是这里也要再次提醒各位糖妈妈，膳食纤维的摄入量并不是越多越好。因为过多的摄入也可能导致一些不良后果，如腹胀、消化不良，可能影响一些微量元素的吸收，降低蛋白质的消化吸收率。如果短时间内由低纤维膳食突然转变为高纤维膳食，可能出现一系列消化道不耐受的症状，如胃肠胀气、腹痛、腹泻等。

　　为了便于各位糖妈妈选择膳食纤维含量高的食物，表 3-17 为大家列出常见食物的膳食纤维含量。

表 3-17　常见食物膳食纤维含量（单位：克 /100 克食物）

食物	膳食纤维	食物	膳食纤维	食物	膳食纤维
魔芋	70	玉米面	7.9	糯米	2.7
海带（干）	23.8	小麦粉	4.8	茄子	2.7
黄豆	22.5	小米	3.2	甘薯	2.3
蚕豆	21.6	韭菜	3.0	大白菜	2.2
大麦粉	14.4	菠菜	3.0	马铃薯	1.9

　　④增加主食中的蛋白质。一般的小麦面条血糖指数为 81.6，但是强化蛋白质的意大利细面条血糖指数为 37，加鸡蛋的硬质小麦扁面条血糖指数为 55，比单纯的小麦面条要低很多。除此之外，我们常见的主食，如饺子、包子这一类带馅的主食里所含的蛋白质、膳食纤维都很高，也属于低血糖指数的主食。

　　看到这里，可能很多孕妈妈就会感慨，我们平时因为没有太多的时间和精力在做饭这件事情上下功夫，所以饮食比较单一，主食经常就是白米饭或者面条。事实证明，为了健康的生活，我们还是应该在改善饮食习惯上多花些功夫才对。

⑤急火煮，少加水：我们烹制好的食物，有不同的软硬、生熟、稀稠程度，这些都对血糖指数有影响。一般情况下，加工的时间越长，温度越高，水分越多，其糊化程度也就越好，随之血糖指数也就越高。

⑥吃点醋：食物经过发酵之后会产生酸性物质，可以使整个膳食的血糖指数降低。所以在副食中加点醋或者柠檬汁是一种简便易行的方法。

⑦高低搭配：在日常的饮食当中，各位孕妈妈可以把不同类型血糖指数的食物混合在一起。一般高和中血糖指数与低血糖指数的食物在一起会组成一个中血糖指数膳食，但是如果几种高血糖指数的食物在一起组成膳食，其血糖指数会更高。

看到这里，可能很多孕妈妈会很开心，因为我们已经学会了如何使用食品交换份法选择食物的种类，并通过食物的重量和体积来计算其提供的热量；而且我们还知道了不同的食物以及同一种食物的不同烹制方法会有不同的血糖指数，可以根据血糖指数的知识来帮助我们控制血糖。那么是不是就够了呢？不是。因为仅仅考虑血糖指数是不够的，血糖指数也有一些解决不了的问题，主要有以下三个方面的问题。

①血糖指数的测定是建立在同等量碳水化合物基础上，如果比较不同食物就必须建立在同等量的碳水化合物基础上。而每一份不同的食物，所含的碳水化合物的量是不一样的。如 1 份白米饭和 1 份橘子所提供的热量都是 90 千卡，但是碳水化合物的含量不同，白米饭所含的碳水化合物是 36g，而橘子所含的碳水化合物是 11g，要用血糖指数来比较两者对血糖的影响，就需要用 1 份白米饭和 3.3 份橘子来进行比较。而事实上，我们更想知道的是：1 份白米饭和 1 份橘子哪个对血糖影响更大？

那这个问题仅仅依靠血糖指数是解决不了的。

②血糖指数是一种食物和葡萄糖相比得出的一个相对的数值，不能对不同重量的食物血糖反应做出定量的反映，也没有办法反映出膳食总能量的控制以及平衡膳食的搭配。

③混合膳食的混食效应对血糖指数的影响很大，脂肪、蛋白质等食物成分的混入往往导致血糖指数下降。

为了能够对实际提供的食物或总体模式的血糖效应进行定量的测定，我们要再提出一个很重要的概念——血糖负荷。

2）血糖负荷（glycemic load，GL）

血糖负荷是用食物的血糖指数乘以摄入食物的实际碳水化合物的量，且碳水化合物要减去膳食纤维的量。血糖负荷表示单位食物中可利用碳水化合物的数量和血糖指数的乘积，将摄入碳水化合物的数量与质量相结合，能够对实际提供的食物或总体模式的血糖效应进行定量测定，因此更加方便孕妈妈们的理解，也更加便于饮食治疗计划的实施。

一般来讲，影响食物血糖应答的常见因素和淀粉的糊化程度相关，糊化程度越低，消化率就越低；对血糖的影响与食物的物理形式有关，完整的细胞壁作为物理屏障，降低了消化酶进入淀粉内部的机会；也与直链淀粉的比例有关，直链淀粉含量越高，消化率就越低；还与膳食纤维的含量有关，可溶的黏性纤维能够降低淀粉和消化酶的相互作用。

按照血糖负荷，可以把常见的食物分成 3 类：

血糖负荷＞ 20，是高血糖负荷食物

血糖负荷 11 ～ 19，是中血糖负荷食物

血糖负荷＜ 20，是低血糖负荷食物

在临床上，很多孕妈妈刚接触到这个概念的时候会觉得比较难理解，没关系，我们来举一些例子就能够很好地理解这个概念。比如同样

是 1 份蔗糖和 1 份蛋糕，提供的能量都是 90kcal，血糖指数相近，蔗糖是 68，蛋糕是 67，但是 1 份蔗糖的血糖负荷只有 7，而 1 份蛋糕的血糖负荷高达 39。大家看明白了吗？虽然蔗糖和蛋糕对血糖的影响能力和速度基本是一样的，但是因为蔗糖中所含的碳水化合物远远低于蛋糕，所以吃同样的 1 份蔗糖和同样的 1 份蛋糕，对于血糖的影响是不一样的。

讲到这里，各位糖妈妈们对两个概念就比较清晰了吧？血糖指数能够反映出不同的食物含同样多碳水化合物的情况下（此时食物的份数可能不同）对血糖影响的能力和速度；而血糖负荷所反映的是指每份食物的血糖效应。

和血糖指数一样，我们也为大家提供一张表（见表 3-18），罗列出常见食物的血糖负荷，以供大家在准备膳食时选择一些低血糖负荷的食物。

表 3-18　常见食物的血糖负荷（GL）

食物	GL	食物	GL	食物	GL	食物	GL
干枣	41	白面包	12	裸麦黑面包	5	大豆（煮）	7
烤土豆	25	方糖（蔗糖）	7	橘子	5	脱脂奶	4
玉米早餐片	21	蛋糕	39	梨	4	腰果	2
绿豆果冻	22	白米饭	23	苹果	6	花生	1
发面米糕	17	黑米饭	18	全麦	9		
油炸圈饼	17	意大利面条（煮 10～15 分钟）	18	珍珠大麦（煮）	11		
苏打饼	12	意大利面条（煮 5 分钟）	15	干扁豆（煮）	5		

将表 3-16 常见食物的血糖指数和表 3-18 常见食物的血糖负荷进行

对比之后，孕妈妈们可能就会发现，高血糖指数的食物并不一定是高血糖负荷的食物。

通过上面的讲述，大家对于血糖指数的概念以及日常的运用有没有一些认识了呢？饮食结构的调整和生活习惯的改变不是一朝一夕能够完成并让自己接受的，孕妈妈们尤其是糖妈妈没必要急于求成，可以逐渐把学到的知识慢慢地渗透到日常生活当中，渐渐地去建立、熟悉并适应新的健康的膳食结构。在日常饮食当中，希望大家能够按照食谱确定好每顿饭所需的总能量以及不同类型食物所需要的份数，然后综合考虑血糖指数和血糖负荷两方面因素来进行食物的选择。

（5）妊娠期糖尿病食谱 DIY

我们之前已经讲述了医学营养治疗的十个原则、食品交换份法、血糖指数和血糖负荷的概念，基础知识应该已经储备得很好了，是不是可以自己动手来设计自己的糖尿病食谱了呢？让我们试一试吧。

1）总能量的计算

作为一个孕妈妈，每天应该摄入的总热量应该是多少呢？这和每位孕妈妈的身高、孕前的体重指数以及日常体力活动的情况有关。

①评价孕妈妈孕前的体重指数分类情况

还记得我们之前讲过的体重指数怎么计算吗？

体重指数 ＝ 体重 / 身高^2（单位：kg/m^2）

按照这个公式计算出自己孕前的体重指数之后，再根据表 3-1 体重指数分类标准，看看自己是属于消瘦、正常还是超重、肥胖。

②评价日常体力活动的情况

不同的体力活动所消耗的能量是不同的，我们在家里躺着看电视可能很久都不会想吃东西，但是如果出去做户外活动，可能一会儿就觉得饿了。所以，孕妈妈日常体力活动程度的准确评价对于每日所需总热量的计算也是很重要的。

虽然我们每天的活动可能都会有差别，但是总体来讲，一个人的工作和生活习惯是相对固定的，所以可以参考表3-19对自己进行体力活动的分类。

表 3-19　不同强度劳动项目举例

劳动强度（AF 记分）	劳动项目
极轻（1.2）	以坐着为主的工作，如办公室工作，组装或修理收音机、钟表等
轻（1.3）	以站着或少量走动为主的工作，如售货员、化学实验操作、教师讲课等
中（1.4）	以轻度活动为主的工作，如学生的日常活动、机动车驾驶、电工、安装、技工切削等
重（1.5）	以较重活动为主的工作，如非机械化的农业劳动、炼钢、舞蹈、体育运动等
极重（1.6）	以极重活动为主的工作，如非机械化的装饰、伐木、采矿、砸石等

③糖妈妈每日摄入食物总能量的计算

前面咱们说过了，一位糖妈妈每天通过食物摄入的总能量和孕妈妈的身高、孕前体重指数以及日常体力活动的情况都是有关系的。现在我们已经知道了体重指数和劳动强度的分类标准，那糖妈妈该如何计算自己每天应该摄入多少热量呢？

目前，我们国家为成人糖尿病每日能量供给制定了以下的标准，见表3-20。

表格中所给出的推荐摄入量可以作为孕妈妈孕前及孕早期的能量推荐，孕中期和孕晚期则要在孕前日需要能量的基础之上平均增加200kcal/d。如果是双胎妊娠或多胎妊娠，在单胎的基础上再加200kcal/d。另外需要注意的一点是：建议各位孕妈妈孕早期的能量摄入不应低于1500kcal/d，孕中晚期不应低于1800kcal/d。

表 3-20　成人糖尿病每日能量供给量 [kcal/（kg·d）]

劳动强度	消瘦	理想	超重和肥胖
重体力劳动	45～50	40	35
中体力劳动	40	35	30
轻体力劳动	35	30～35	25～30
休息状态（如卧床）	30～35	25～30	20～25

这里要请各位糖妈妈注意的是，计算热量时每公斤体重是指理想体重。还记得理想体重的计算公式吗？

理想体重（kg）= 身高（cm）-105

好的，知道了计算方法之后，让我们来举一个例子加深了解。

比如有一位妊娠期糖尿病的孕妈妈身高160cm，孕前体重55kg，职业是大学教师，让我们帮她算一算每天应该摄入多少热量吧。

首先我们要计算一下这位糖妈妈的孕前体重指数，按照计算公式体重指数 = 体重 / 身高 ^{2} =55÷（1.6×1.6）= 21.48（kg/m^2），属于正常的范畴。其职业为轻体力劳动，所以按照表3-20的标准，这位孕妈妈每天每公斤体重应该摄入的热量是30～35 kcal。

接下来再计算一下她的理想体重，理想体重 = 身高（cm）-105 = 160 -105 = 55（kg）。

按照理想体重来计算总的能量摄入量：

55×30=1650（kcal）

55×35=1925（kcal）

那么这位糖妈妈在孕早期每天通过食物摄入的总热量就应该是1650～1925kcal（如果是双胎或多胎妊娠则为1850～2125kcal）；孕中晚期是1850～2125kcal（如果是双胎或多胎妊娠则为2050～2325kcal）。

健
康
中
国
·
名
家
科
普

各位糖妈妈，大家明白每天通过食物摄入的总热量是怎么计算出来的了吧！有的孕妈妈可能会问这样算出来是一个区间，应该如何取具体的数值呢？是这样的，除了孕前体重指数、身高和劳动强度这三个决定性的因素之外，还有一些因素会影响到我们最终对于每天摄入总热量的计算。如糖妈妈孕期增重的情况、糖妈妈的血糖情况、胎儿发育的大小以及孕妈妈平素的饮食习惯等。

就拿刚才的例子来说，假设这位糖妈妈是单胎妊娠，现在是孕中晚期（孕满12周～分娩结束），那么她每天的摄入量是1850～2125kcal。如果她的孕期增重已经超过了推荐的范围或者血糖是比较高的或者胎儿生长发育明显大于同等孕周的宝宝，那么我们就可以取比较少的热量，每天摄入1890kcal。如果她的体重增长还没有达标或者血糖仅仅超出正常值一点或者胎儿的发育偏小，那么我们可以适当多给一些热量，每天摄入2070kcal。如果体重增长比较合理，血糖控制得也不错，宝宝发育也在正常范围，那我们可以给一个中间量1980kcal。

看到这里，有些细心的孕妈妈可能就会提出一个问题，为什么具体的数值要取1890、1980或2070kcal呢？各位孕妈妈还记得咱们前面讲过的食品交换份吗？我们详细地讲解了如何把不同的食物用同一个标准来衡量，通过可以测量的食物重量或者体积进行热量的转换。大家还记得每一份食物所提供的热量吧——90kcal。食品交换份法就是为了我们糖妈妈们能够对于每天摄入热量进行量化控制，使我们自己能够比较容易地了解每天热量摄入是否符合标准。所以在计算每天热量的过程中，当得到一个推荐范围，我们在具体取值的时候最好取能够被90整除的数值。比如我们常用的值有1800、1890、1980、2070、2160、2250kcal等，等我们熟练掌握了热量计算之后，看到这样的数值很容易就能够在脑海中换算出来每天要吃20、21、22、23、24、25份食物。

2）不同种类食物的分配

还是要就上面的例子接着来探讨一个问题。我们现在知道了这位糖妈妈每天摄入的总能量应该是 1980kcal，再按照食物交换份算一下是 22 份，每天可以吃 22 份食物。是不是可以对照着食品交换份的表随便挑选 22 份食物，比如我喜欢吃水果和坚果，那我就吃 10 份水果（2000g）、10 份坚果（150g），再随便吃点主食就可以呢？当然不是。

　　我们前面已经讲过了，妊娠是一个复杂的生理过程，为了妊娠的成功，孕妈妈的生理状态及机体代谢发生了较大的适应性改变，与非孕期的女性相比，孕期妈妈对于能量和各种营养素的需要量均有所增加，为了满足这些营养素的增加，孕期食物的摄入量也应该相应增加。但更为重要的是，膳食的结构应该是由多种多样食物组成的平衡膳食，要求每天摄入的食物尽量种类丰富、营养齐全。

　　所以在膳食食谱设计的过程中，除了考虑总量之外，饮食结构也是一项非常重要的因素。那么，还记得我们讲过的"三大供热营养素"吗？即蛋白质、脂肪和碳水化合物。1 克蛋白质、脂肪和碳水化合物在我们的体内分别可以产生 4、9、4kcal 的热量，是人类能量的主要来源。

　　知道了每天应该摄入的总能量之后，我们就要了解三大供热营养素的比例是什么。目前我国对于糖妈妈的推荐是：碳水化合物占总能量的 50% ～ 60%；蛋白质占 15% ～ 20%；脂肪占 25% ～ 30%。

　　医学界普遍认为，妊娠期糖尿病的患者每天碳水化合物的摄入量不低于 150 g 对于维持妊娠期血糖水平的正常更为合适。应该尽量避免食用蔗糖等精制糖，等量碳水化合物食物选择时建议优先选择低血糖指数食物。要和孕妈妈强调的是，监测碳水化合物的摄入量是血糖控制能不能达标的关键，也就是说，相对而言，主食对血糖水平的影响最大。

　　好的，让我们再来计算一下刚才的例子。这位糖妈妈每天摄入的总热量为 1980kcal（22 份），那么碳水化合物的摄入量就应该是 990 ～ 1170kcal（11 ～ 13 份），蛋白质的摄入量应该是 270 ～ 360kcal（3 ～ 4 份），脂肪的摄入量是 450 ～ 630kcal（5 ～ 7 份）。

　　我们可以按照这样的计算结果，结合前面食品交换份各类食物的营养素和能量换算的表格以及我国孕妇的饮食习惯，大致列出来这位孕妈妈每天吃的食物的种类和量。

主食 10 份（主要含碳水化合物和膳食纤维）250g（生重）

水果 1 份（主要含碳水化合物和膳食纤维）200g

蔬菜 1 份（主要含碳水化合物和膳食纤维）500g

肉类 2 份（主要含蛋白质和脂肪）100g（生重）

蛋类 1 份（主要含蛋白质和脂肪）60g（带壳蛋）

豆类 1 份（主要含蛋白质和脂肪）25g

奶 3 份（主要含蛋白质和脂肪）500g 牛奶或 400g 酸奶

坚果 1 份（主要含脂肪）15g

油脂 2 份（主要含脂肪）20g

在临床工作中，我们发现这样的饮食结构和食物的摄入量大多数孕妈妈能够比较容易做到，并且在整个孕期严格执行，因为它既符合我国居民的饮食习惯，又能够满足孕妈妈食物多样化的口味需求，所以实行起来困难比较小。如果说这里面有困难，最大的困难就是油脂的控制。前面我们说过，1g 脂肪能够提供 9kcal 的热量，在三大营养素中它是热量最高的食物。每天炒菜所使用的油脂不应该超过 20g，这是一个什么样的概念呢？就是我们平常家用的小汤匙大概 2 汤匙的量，非常少。我们曾经对北京的孕妇做过大规模的膳食调查，绝大多数家庭的油脂摄入量远远超标。可以算一算，如果我们吃 35g 的蒸馒头（熟重），可以提供 90kcal 的热量；但是炸 35g 的馒头片，可能 20g 的油都不够，那么同样大小的炸馒头就要提供 270kcal 的热量。所以，糖妈妈们要控制能量的摄入，应该尽量避免食用煎炸食品，尤其是主食中尽量不要放油脂。

3）餐次的分配

前面我们谈到的是糖妈妈每天总能量的摄入以及不同食物能量的分配，那么是不是知道每天摄入各类食物的总量就可以了呢？当然不是。在临床工作中，见到很多糖妈妈因为家里有 2 型糖尿病的患者，所以知道糖尿病的患者每天要吃好几顿饭，那具体应该吃几顿？每顿饭的热量有没有规定呢？有！而且餐次的分配方案可能是我们糖妈妈们所难以理解的。

目前医学界推荐妊娠期糖尿病患者能量的餐次分配方案是三顿正餐：早餐占总能量的 10% ～ 15%，中餐和晚餐各占 30%；加餐：上午 9 ～ 10 点、下午 3 ～ 4 点、晚上睡前各加餐一次，每次加餐的能量占总能量的 5% ～ 10%。分餐的目的是使血糖尽可能平稳，防止发生低血糖。

糖妈妈们可能在之前也听说过糖尿病需要"少食多餐、定时定量"，但是最不能理解的可能是为什么早餐吃得少而晚餐吃得多。其实在之前医学营养治疗的部分我们也谈到过这个问题，因为早餐和中餐的时间间隔比较短，而且中间会有一次加餐，所以早餐的能量摄入不需要过多。而晚餐和第二天早餐的时间间隔 10 多个小时，虽然会有睡前加餐，但是间隔的时间很长，而且晚上我们可以进入睡眠状态减少能量消耗，而肚子里的宝宝却还会活动而消耗能量。所以，为防止夜间低血糖，晚餐所占的能量会超过非孕期和其他糖尿病患者的比例。

知道餐次能量的分配比例之后，我们试着结合前面的例子来列一张膳食食谱。

例子中的糖妈妈每天膳食总能量为 1980kcal，其中主食 10 份、水果 1 份、蔬菜 1 份、肉类 2 份、蛋类 1 份、豆类 1 份、奶 3 份、坚果 1 份、油脂 2 份；再根据妊娠期糖尿病患者能量的餐次分配方案，并结合我国居民的饮食习惯，最终就可以列出一份简单实用的食谱。

到现在为止，我们已经花了很多篇幅讲述了糖妈妈如何为自己制订妊娠期糖尿病的膳食食谱。再来总结一下制定步骤：计算总的需要量→计算三大营养素的热量分配→计算各餐次的热量分配→根据个人的饮食习惯做适当的调整→个体化的膳食食谱。其中每一步的具体做法和注意事项在之前已经详细讲解，这里就不再赘述了。

膳食食谱的演化过程基本上是这样的：

第一步，计算总热量，见表 3-21。

表 3-21　总热量计算

	每天摄入的总能量（kcal）	每天摄入的总份数（份）
所有食物		

第二步，按照营养素进行分配，见表 3-22。

表 3-22　营养素分配

食物种类	每天摄入的总能量（kcal）	每天摄入的总份数（份）
谷薯类（主食）		
奶类		
肉蛋类		
豆类		
蔬菜		
水果		
坚果		
油脂		

第三步，结合餐次进行分配制订最终食谱，见表 3-23。

表 3-23　餐次分配（份）

餐次	谷类	奶类	肉蛋类	豆类	蔬菜	水果	坚果	油脂
早餐								
早加餐								
中餐								
中加餐								
晚餐								
晚加餐								
合计								

这里会有一个小小的问题，可能比较认真的孕妈妈能够发现，就是我们之前讲的是早中晚餐餐后两小时各加餐一次，睡前再加餐一次，为

什么这里列出的食谱只有晚加餐而没有睡前加餐呢？这里我想稍稍做一下解释。一般情况下，我们的早餐时间是上午 7～8 点，中餐时间是中午 12 点至下午 1 点，晚餐时间是下午 6～7 点，所以，早加餐的时间是 9～10 点，午加餐时间是下午 2～3 点，晚加餐的时间是晚上 8～9 点，一般睡觉时间在 10 点多，睡前可以再加餐一次。可是在临床工作当中，北京的很多坚持孕期工作的孕妈妈晚上回到家就已经 7 点多甚至更晚，吃完晚饭就已经 8 点多了，所以很多职业女性的糖妈妈晚加餐和睡前加餐的时间就重叠在一起了，那么加完一次餐就可以直接睡觉了。

各位读者可以根据自己的生活节奏和饮食习惯对上面的食谱结构进行微调，但是总的原则不能改变，而且建议各位糖妈妈制订膳食食谱后最好能够咨询专业的产科医生或临床营养师，以确定膳食食谱是否合理可行。

4）不同能量的食谱举例

可能很多孕妈妈在学会了如何计算热量、如何制订食谱之后，依然会希望我们能够列出一些在临床上常用的、久经考验的膳食食谱以作为自己的参考。好的，下面我们就列出 1710～2160kcal 的食谱，以供各位孕妈妈参考，详见表 3-24～表 3-29。

表 3-24　1710kcal（总量 19 份）的食谱举例（份）

餐次	谷类	奶类	肉蛋类	豆类	蔬菜	水果	坚果	油脂
早餐	1	1	1	—	0.2	—	—	—
早加餐	1	—	—	—	—	—	—	—
中餐	3	—	1	0.5	0.4	—	—	1
中加餐	1	—	—	—	—	1	—	—
晚餐	2	—	1	0.5	0.4	—	—	1
晚加餐	1	1	—	—	—	—	—	—
合计	9	2	3	1	1	1	—	2

表 3-25 1800kcal（总量 20 份）的食谱举例（份）

餐次	谷类	奶类	肉蛋类	豆类	蔬菜	水果	坚果	油脂
早餐	1	1.5	1	—	0.2	—	—	—
早加餐	1	—	—	—	—	—	—	—
中餐	3	—	1	0.5	0.4	—	—	1
中加餐	1	—	—	—	—	1	—	—
晚餐	2	—	1	0.5	0.4	—	—	1
晚加餐	1	1.5	—	—	—	—	—	—
合计	9	3	3	1	1	1	—	2

表 3-26 1890kcal（总量 21 份）的食谱举例（份）

餐次	谷类	奶类	肉蛋类	豆类	蔬菜	水果	坚果	油脂
早餐	1	1.5	1	—	0.2	—	—	—
早加餐	1	—	—	—	—	—	—	—
中餐	3	—	1	0.5	0.4	—	—	1
中加餐	1	—	—	—	—	1	—	—
晚餐	3	—	1	0.5	0.4	—	—	1
晚加餐	1	1.5	—	—	—	—	—	—
合计	10	3	3	1	1	1	—	2

表 3-27 1980kcal（总量 22 份）的食谱举例（份）

餐次	谷类	奶类	肉蛋类	豆类	蔬菜	水果	坚果	油脂
早餐	1	1.5	1	—	0.2	—	—	—
早加餐	1	—	—	—	—	—	—	—
中餐	3	—	1	0.5	0.4	—	—	1
中加餐	1	—	—	—	—	1	—	—
晚餐	3	—	1	0.5	0.4	—	—	1
晚加餐	1	1.5	—	—	—	—	1	—
合计	10	3	3	1	1	1	1	2

表 3-28　2070kcal（总量 23 份）的食谱举例（份）

餐次	谷类	奶类	肉蛋类	豆类	蔬菜	水果	坚果	油脂
早餐	1	1.5	1	−	0.2	−	−	−
早加餐	1	−	−	−	−	−	−	−
中餐	3	−	2	0.5	0.4	−	−	1
中加餐	1	−	−	−	−	1	−	−
晚餐	3	−	1	0.5	0.4	−	−	1
晚加餐	1	1.5	−	−	−	−	1	−
合计	10	3	4	1	1	1	1	2

表 3-29　2160 kcal（总量 24 份）的食谱举例（份）

餐次	谷类	奶类	肉蛋类	豆类	蔬菜	水果	坚果	油脂
早餐	2	1.5	1	−	0.2	−	−	−
早加餐	1	−	−	−	−	−	−	−
中餐	3	−	2	0.5	0.4	−	−	1
中加餐	1	−	−	−	−	1	−	−
晚餐	3	−	1	0.5	0.4	−	−	1
晚加餐	1	1.5	−	−	−	−	1	−
合计	11	3	4	1	1	1	1	2

　　上面几份食谱在临床上常用，只需要各位孕妈妈根据自己的孕前体重指数、日常劳动强度和理想体重计算出每日总的需要量，就可以直接参考上面的食谱进行饮食规划了。

　　好的，再次回到之前举到的例子中，这位糖妈妈已经制订好了1980kcal 的食谱，我们就来运用这份食谱（表 3-27）进行饮食的安排吧。

　　按照食谱所罗列出的食物：

　　早餐应该包含 1 份主食，1.5 份奶类，1 份肉蛋类食物和 0.2 份蔬菜，那么我们可以吃 1 熟重 35g 的小花卷或者小馒头或者 1 片全麦面包+240g 牛奶或者 200g 酸奶或者 35g 奶酪 +1 个鸡蛋 + 一小碟凉拌菜或者水煮菜。

早加餐是 1 份主食，我们可以吃 1 片 35g 的全麦面包或者 25g 苏打饼干。

中餐包括 3 份主食、1 份肉类、0.5 份豆类、0.4 份蔬菜和 1 份油脂，我们可以吃 195g 米饭或者 115g 克馒头 +35g 熟肉 +50g 豆腐 +10g 油炒的蔬菜 200g。

午加餐是 1 份主食和 1 份水果，可以是 1 片 35g 的全麦面包或者 25g 苏打饼干或者 200g 的煮玉米 +200g 温带水果（如苹果、桃、梨、葡萄等）或者 150g 热带水果（如香蕉）。

晚餐和午餐的结构基本相同，我们依然可以选择吃 195g 米饭或者 115g 克馒头 + 35g 熟肉 +50g 豆腐 +10g 油炒的蔬菜 200g。

晚加餐是 1 份主食、1.5 份奶制品和 1 份坚果，可以是 1 片 35g 的全麦面包或者 25g 苏打饼干 +240g 牛奶或者 200g 酸奶 +15g 坚果（如花生、榛子、腰果等）。

各位孕妈妈可以根据自己的口味和饮食习惯进行具体食物的选择，这样的食谱既能够满足控制血糖的需要，又能够满足孕妈妈在孕期的口味需求。希望糖妈妈们尽快了解并熟练掌握、灵活应用妊娠期糖尿病的膳食食谱。

（6）糖妈妈的小心机——如何为自己做出好吃不"甜"的好膳食

前面我们已经讲述了应该如何制订膳食食谱，虽然也讲述了很多食物交换份的知识，能够满足孕妈妈按照自己的口味和饮食习惯进行食物的选择，但是还是有很多孕妈妈会困惑，到底应该怎么样选择食物，做出既符合食谱要求，又好吃不"甜"的饮食呢？

其实我们一起学习了这么多知识之后，大家应该知道了，这里所说的不"甜"就是指对血糖影响不大的食物。有的糖妈妈可能会问，是不是直接去"糖尿病专柜"买到的东西就是对血糖影响小的食物呢？答案当然是否定的。因为所谓糖尿病专柜大多数是指不含蔗糖的食物，但是会添加一些木糖醇等食品添加剂，并不适合孕妇大量食用，而且我们现在知道了，对血糖影响最大的是碳水化合物而不是蔗糖。所以，"糖尿病专柜"并不能解决糖妈妈孕期食物选择与制作的问题。

前面我们已经和大家讲述了各类食物的营养价值、对血糖的影响以及如何选择和制作食物的知识，希望能对各位糖妈妈有所帮助。

3. 运动疗法

前面我们花了大量的篇幅讲述了妊娠期糖尿病的饮食疗法，下面我们来谈一谈运动疗法。可能不需要我来强调，糖妈妈们也会明白运动疗法和饮食疗法一样，对于妊娠期糖尿病的治疗起着非常重要的作用，因为糖尿病患者要"管住嘴，迈开腿"是一个广为人知的口号。

其实任何人都需要运动，运动的过程是机体消耗能量的过程。通过运动，糖妈妈们可能会惊喜地发现血糖降低了；胰岛素的使用量下降了；甚至大多数糖妈妈可能不需要使用胰岛素，单纯的饮食加运动就能够把血糖控制在正常范围；与血糖有关的一些代谢指标（如糖化血红蛋白、糖化白蛋白）改善了；运动过程中脂肪也会被不同程度地消耗，孕前增重过多的糖妈妈们体重增长速度渐渐令人满意了。另外，运动还能改善机体的胰岛素抵抗；促进血液在血管中流动，增强心脏和呼吸功能；减轻工作和生活的压力，放松心情；增强肌肉和骨骼的坚韧性和力量，保持骨关节的灵活性。所以，在妊娠期糖尿病的治疗中，运动疗法的重要性日益突显出来，受到越来越多产科医生和糖妈妈的重视。

下面我们着重讲一讲糖妈妈们如何把运动作为一种治疗方法来控制病情。

（1）什么是运动疗法？

运动疗法是配合饮食疗法治疗妊娠期糖尿病的一项重要的方法。运动就是指任何可以使躯体和肢体活动的方式，不但包括我们常规所理解的跑步、瑜伽、游泳等，还包括散步、园艺和家务劳动等我们觉得不太像运动的活动方式。

（2）运动疗法的分类

1）有氧运动和无氧运动

我们大家可能熟知的运动分类是有氧运动和无氧运动。这里的有氧和无氧是根据运动者体内的氧代谢情况来进行区分的，主要的区分标志是每分钟的心脏跳动次数和呼吸频率。

①有氧运动：有氧运动是指强度小、节奏慢，运动后心脏跳动不会过快，呼吸较为平缓的一般运动，如散步、太极拳、自编体操等。曾经有人测试出散步时吸氧量约为静坐时吸氧量的 3 倍。有氧运动可以增加运动者心脏、大脑的氧供应，增强大脑的活动量，对于改善心脏血液供应也十分有利。有氧运动会使人精力充沛、自我感觉良好。此外，足够的氧供应还可以促进脂肪代谢，有利于防止脂肪堆积，并且能够消耗体内堆积的剩余脂肪。对于糖妈妈而言，推荐的运动方式首选有氧运动。有氧运动应循序渐进，可以从散步开始，逐渐过渡到孕妇体操等运动项目。

②无氧运动：无氧运动是指运动强度大、节奏快，运动后心脏跳动每分钟可达 150 次左右，呼吸急促的剧烈运动，如拳击、举重、快跑、踢足球等。无氧运动虽然可以消耗很多能量，但是由于没有足够量的氧供应，所以不能起到改善心脏和大脑氧供应、消耗堆积剩余脂肪的良性生理作用。所以，无氧运动一般只适用于心肺功能良好的非孕期年轻人群，而不适合孕妈妈。一般运动员在比赛的时候，大多处于无氧运动状态。

2）耐力锻炼和阻力锻炼

另一种分类方法是把运动方式分为耐力锻炼和阻力锻炼。耐力锻炼一般属于有氧运动，而阻力锻炼多属于无氧运动。

因为耐力运动一般属于有氧运动，所以能够增加糖妈妈心脏和大脑的氧供应，从而增强大脑的活动量，改善心脏的血液循环。同时，耐力锻炼还可以提高胰岛素的作用，促进体内糖原的产生，降低空腹血糖的水平。这种作用可以持续到运动结束后的 24 ～ 48 小时，但是从运动停止的时刻开始，这种作用就开始消失，胰岛素的敏感性也会明显降低。

由于医学界建议糖尿病患者的运动方式以有氧运动为主，所以糖尿病患者以阻力锻炼为运动方式的人比较少，因此阻力锻炼对血糖的影响研究得也比较少。但是也有学者认为，进行短期和长期的阻力锻炼对于胰岛素和血糖的影响与耐力锻炼的影响是相似的。因为 70% ～ 85% 胰岛素参与的血糖代谢发生在人体的骨骼肌，而阻力锻炼能够保持和提高骨骼肌的质量，增加骨骼肌肌肉横断面的面积，并且可以改善血糖的控制能力，从而改善血糖相关的各项指标（如糖化血红蛋白、糖化白蛋白等）。同时，阻力锻炼可以使内脏和皮下的脂肪减少，减少胰岛素抵抗，从而增加胰岛素的敏感性和效能，对于糖妈妈血糖的自我调节和控制是有利的。

尽管阻力锻炼对于血糖控制也有积极的作用，但是我们还是推荐糖妈妈们应以有氧运动为主，在保证安全的前提下进行中等强度以下的有氧运动，就是能够增强体内的氧气吸入、运送及利用的耐久性运动。这类运动的特点是强度低、时间长、不中断、有节奏。常见的方式有步行、游泳和骑自行车等。

（3）如何进行运动疗法？

各位糖妈妈们可能已经急于要开始运动疗法了，也许有的糖妈妈会问，既然饮食疗法中能够根据自己的情况为自己制订膳食处方，那么可不可以在进行运动疗法的过程中为自己开具一张运动处方呢？好的，那么我们就开始介绍一下设计运动处方都需要掌握哪些知识。运动处方要根据每一位糖妈妈的年龄、体重、孕周、血糖水平、孕期合并症的情况来制订，最好能够由产科大夫和体育工作者共同来做专业的指导。在运动处方中，至少要包含以下四个方面的内容：运动的形式、运动的量、运动的强度和运动的灵活性。下面我们就按照顺序来讲述这四个方面的内容。

1）运动的形式

孕期常见的运动形式有步行、上下楼梯、游泳、孕妇体操、瑜伽等。糖妈妈们可以依照自己的情况以及孕前的运动基础选出适合自己的一种或多种运动方式。

2）运动的量

①运动持续时间：从 10 分钟开始，逐步增加至 30 ～ 40 分钟（达到运动强度），中间可以有间歇。选择运动开始的时间宜在餐后进行，应该从吃第一口饭算起的饭后 1 小时开始运动，因为此时的血糖比较高，并避免药物如胰岛素的作用高峰，以免发生低血糖。一天中较适宜的运动一般在早晨或下班后进行。

②运动的频率：规律的运动频率为餐后 30 分钟、每周 3 ～ 5 次的有氧锻炼。这样的体育活动就能达到降低空腹血糖和糖化血红蛋白水平的作用。可以根据每次运动量的大小来决定运动间歇。运动间歇超过 3 ～ 4 天，则运动锻炼的效果及蓄积作用将减少，难以产生疗效，因此运动锻炼不应该间断。如果运动量较小，且身体条件较好，运动后又不疲劳，可以坚持每天运动 1 ～ 2 次。

3）运动的强度

糖妈妈的运动强度应该以中等强度（最大耗氧量 40% ～ 60%，有适度出汗，肌肉有略微酸胀的感觉，运动后心跳加速，但是不觉疲乏）的运动为主。

4）运动的灵活性

孕妈妈的运动要因人而异，不可以照搬别人的运动方案；同时要根据孕期身体情况的变化随时调整运动的量和强度。

（4）糖妈妈适宜的运动量

对于糖妈妈来讲，孕期坚持适当的运动能够提高机体胰岛素的敏感性，将孕期增重控制在合理的范围之内，达到控制血糖的目的。所以，对于没有产科禁忌证（如双胎或多胎妊娠、前置胎盘、先兆流产、宫颈环扎术后等）的糖妈妈而言，建议在妊娠的中晚期坚持中等强度的运动，以达到控制血糖、改善妊娠结局的目的。

（5）运动疗法的注意事项

1）安全问题

关于运动治疗的安全性问题，人们主要是担心运动可能引起急性血压增高而导致卒中、心肌梗死及视网膜出血，对于妊娠期妇女担心可能引起产前出血、流产或早产等危险，而且葡萄糖是胎儿生长发育的主要代谢物质，在孕中晚期的需要量增加，如果孕妇低血糖会给胎儿带来很多负面的影响。糖妈妈在运动的过程中最常出现的并发症是低血糖反应（如视物模糊、脉搏异常加快、出冷汗、疲劳、手颤、头痛、意识模糊、手和舌头发麻、身体协调性差等）。同时，妊娠期糖尿病的孕妈妈在锻炼后还要格外注意的一个潜在危险是延迟性低血糖。延迟性低血糖经常发生在夜晚，即运动后的 6～15 个小时内，有时可延迟 28 个小时。这是由于运动提高了胰岛素的敏感性，运动后这种效应仍然持续存在，骨骼肌继续增加葡萄糖的摄取和糖原的形成，而储存的肝糖原却被耗尽。因此，为了防止延迟性低血糖的发生，运动后应该增加食物的摄入，降低胰岛素的剂量，仔细监测血糖的变化，一般运动后的 2～4 小时内应该补充碳水化合物。因此，糖妈妈在使用运动疗法的过程中，应该严格掌握治疗的禁忌证，不应该参加激烈的比赛和剧烈的运动。

2）运动环境

运动的环境和自然环境是影响锻炼效果的重要因素，地点适宜选择在林荫道、江边、公园、林间、草地、郊外或者田野等空气新鲜和环境清静处。早晨锻炼应避开雾天。冬天的早晨常常有雾，雾天废气不易消散，除了会使空气中苯、二氧化硫、硫化氢等有害物质含量升高外，还含有较多微生物，人体若大量吸入会影响健康。散步时的衣着应便于行动，鞋跟不要太高，最好穿软底的运动鞋，尽量避开有坡度或者有台阶的地方，特别是在孕晚期，避免摔倒。

3）使用胰岛素患者运动时的注意事项

应避开胰岛素作用的高峰期；胰岛素注射的部位应该避开运动的肢体；运动前监测血糖水平，血糖值 < 5.5mmol/L 时要先进食再进行运动，每次运动前后要详细记录血糖和体重的变化；避免清晨空腹进行运动；运动时应随身携带些饼干或者糖果，一旦有低血糖的反应立即进食；随身携带写有自己姓名、疾病、家庭住址及联系方式的卡片，以备意外晕倒或昏迷。

4）胎儿监护

运动前监测胎儿宫内健康状况，若有以下情况出现应暂停运动：在监护过程中没有胎动或者胎心监护有异常；运动结束后先休息 30 分钟，同时计数胎动，注意有无子宫收缩，若宫缩较频繁则要停止继续运动；运动中出现异常情况（胎动过频或减少、阴道流血、阴道流液或下腹痛等）应及时就医。

（6）糖妈妈在什么情况下不适合进行运动疗法？

糖妈妈们需要注意的是即使孕前身体健康，但是如果有以下的产科合并症或者并发症也不适合进行运动疗法：血流动力学改变明显的心脏病；伴有各种心功能不全、心律失常，且活动后加重；阻塞性肺部疾病；宫颈功能不全；有早产风险的多胎妊娠；妊娠中晚期阴道出血；前置胎盘；先兆早产；胎膜早破；严重糖尿病并发症；糖尿病肾病；糖尿病足、眼底病变或视网膜病变；新近发生的血栓；有明显酮症或酮症酸中毒倾向，血糖 > 14mmol/L；严重贫血；未经心脏功能评估的风湿性心脏病；慢性支气管炎；血糖控制不好的 1 型糖尿病；过度肥胖；过度消瘦（孕前体重指数 < 12kg/m²）；胎儿生长受限；控制不好的甲状腺疾病；关节活动受限；过度吸烟；妊娠期高血压疾病；合并各种急性感染。

（7）糖妈妈的运动处方

1）运动形式：耐力锻炼 + 阻力锻炼 + 灵活性。

2）运动量：一般在饮食控制的条件下，每日运动消耗的热量在 300kcal 左右为宜，需要中等强度运动 50 分钟。

3）运动强度：耐力锻炼达到靶心率；阻力锻炼达到中等强度，10 ～ 15 次／组，每次锻炼做 2 ～ 3 组，每周 2 ～ 3 次。

4）灵活性：根据个体情况选择锻炼的频率，3 ～ 5 次／周，运动形式可以多样，包括散步、孕妇体操等。

4．药物治疗

（1）揭下胰岛素的神秘面纱

临床工作中，很多孕妈妈在诊断了妊娠期糖尿病之后最想知道的问题就是：我能不用胰岛素吗？会不会胰岛素依赖了以后生完宝宝也得一直用啊？在很多糖妈妈眼中，胰岛素是个非常可怕的药物。那么胰岛素究竟是一种什么样的药物呢？是不是像我们想象的那么神秘可怕呢？

胰岛素是一种生理性的降糖药物。

1）按照来源，胰岛素可以分为动物胰岛素、人胰岛素和人胰岛素类似物。

动物胰岛素主要来自于猪和牛的胰脏，其结构组成和人胰岛素有差别。人胰岛素是通过基因工程由酵母菌或大肠杆菌合成，结构和人体内的胰岛素是一致的。人胰岛素类似物是通过将人胰岛素的结构略作改变，以求达到超短效或超长效等目的。

2）按照作用时间，可以分为超短效、短效、中效和长效胰岛素。

①超短效胰岛素（也叫速效胰岛素）：用于控制餐后血糖，餐前注射后立即进餐。

超短效胰岛素包括赖脯胰岛素、门冬胰岛素和赖谷胰岛素3个类型，均为人胰岛素类似物。市面上常见的可以在孕期使用的超短效胰岛素有优泌乐（赖脯胰岛素）和诺和锐（门冬胰岛素）两种。

超短效胰岛素的特点有：

a. 起效快：优泌乐皮下注射后5～15分钟起效；诺和锐10～20分钟起效，所以可以在餐前注射后立即进餐，而不需要饭前30分钟注射，这样的使用方法很大程度上方便了糖妈妈的使用。

b. 药效高峰时间提前：优泌乐皮下注射后30～60分钟药物作用达到高峰，诺和锐45～52分钟达到高峰，而且高峰持续作用时间与我们餐后血糖高峰时间相匹配，所以控制餐后血糖效果比较好。

c. 药效维持时间比较短：优泌乐2～4小时，诺和锐3～5小时，所以不容易发生下一餐餐前低血糖。

②短效胰岛素：用于控制餐后血糖，餐前30分钟注射。

市面上常见的可以用于糖妈妈的短效胰岛素有优泌林R和诺和林R两种，两者均为人胰岛素。

短效胰岛素的特点是皮下注射2～3小时后才能够达到药效高峰，持续6～8小时，所以要在注射后30分钟进餐才能和人进食后的血糖高峰时间同步，否则不仅降餐后血糖的效果不理想，还有可能会出现下一餐餐前的低血糖。

③中效胰岛素：主要用于补充体内的基础胰岛素，控制空腹血糖，一般在晚上临睡前使用。

中效胰岛素又称为低精蛋白锌胰岛素注射液，是将短效胰岛素或者超短效胰岛素吸附在鱼精蛋白锌上，成为"缓释剂"。市面上常见的用于糖妈妈的中效胰岛素是诺和林N。

中效胰岛素的特点是：起效慢，注射后 1 ～ 2 小时起效；作用的药效高峰在注射后 4 ～ 10 小时；持续时间长，持续作用达 10 ～ 16 小时，所以，一般不能用于控制餐后血糖。

④预混胰岛素：为超短效、短效和中效胰岛素按照不同的比例制成的制剂，是白色的混悬液，使用时需要先混匀再注射。

预混胰岛素可以减少胰岛素注射次数，但是由于不同患者个体差异比较大，治疗效果不尽相同。所以，市面上能够见到一些可以用于糖妈妈的制剂，但是并不常规使用。

⑤长效胰岛素：市面上常见的长效胰岛素有鱼精蛋白锌胰岛素、甘精胰岛素和地特胰岛素。长效胰岛素分解吸收和药物作用的时间都比较长，可以持续释放发挥长效作用，降糖作用能够持续 24 小时而没有明显的药效峰值出现，可以较好地模拟正常人胰岛素的分泌。但是，目前医学界并不建议糖妈妈们使用长效胰岛素。

（2）糖妈妈使用胰岛素是否安全

除了动物胰岛素和长效胰岛素不建议在孕期使用外，超短效胰岛素、短效胰岛素和中效胰岛素均有妊娠期可以使用的制剂在市面销售。

但是请糖妈妈们一定注意，不要自行选用胰岛素控制血糖，需要在医生的指导下选用合适的类型和注射剂量。

（3）什么情况下糖妈妈需要使用胰岛素

在前面医学营养治疗的内容中我们已经谈到，当符合标准的饮食治疗和运动治疗不能使血糖控制在合理范围之内，就需要加用胰岛素控制血糖。

具体的标准是：静脉空腹血糖 > 5.3mmol/L（95mg/dl）或者餐后 2 小时血糖 > 6.7mmol/L（120mg/dl）。

但是也不能盲目地把血糖控制得太低，我们控制血糖的目标是不发生低血糖的前提下争取血糖平稳，并控制在合理的范围之内，见表 3-30。

表 3-30　妊娠期血糖的控制标准

类别	血糖值 [mmol/L（mg/dl）]
空腹血糖	3.3 ～ 5.3（60 ～ 95）
餐后 2 小时血糖	4.4 ～ 6.7（80 ～ 120）
夜间血糖	4.4 ～ 6.7（80 ～ 120）
餐前 30 分钟血糖	3.3 ～ 5.3（60 ～ 95）

（4）糖妈妈使用胰岛素的治疗原则

1）尽早使用胰岛素，不要姑息

如果已经严格按照合理的饮食治疗和运动治疗标准治疗了 1 ～ 2 周，血糖依然没有控制到合理的范围，那么就应该尽早按照医嘱使用胰岛素治疗，而不要继续姑息。临床上，我们见到过很多糖妈妈由于对胰岛素心存疑虑，迟迟不愿意使用，导致血糖控制不满意而最终出现很多相应的并发症。所以，希望糖妈妈们能够对于胰岛素有科学客观的认识，打消疑虑，在必要的时候果断使用。

2）尽可能模拟生理状态，避免血糖剧烈波动

这就要求糖妈妈们在医生的指导下正确使用胰岛素制剂，而不要随意更改医嘱，自行调整甚至停用胰岛素。

3）必须在饮食和运动治疗的基础上进行

使用胰岛素的前提是饮食和运动达到了治疗所要求的标准并且稳定地坚持下去，这样血糖水平才能维持在平稳的水平。因为如果摄入和消耗的热量不恒定，血糖就必然会随之波动，在血糖不稳定的条件下是无法调整胰岛素剂量的。

4）糖妈妈最好使用人胰岛素或超短效胰岛素，不宜使用长效胰岛素。

（5）糖妈妈使用胰岛素的注意事项

1）刚开始使用胰岛素的时候，应选用短效或超短效的胰岛素，不宜直接使用预混胰岛素；

2）遵医嘱从小剂量开始使用，调整不要太频繁，幅度不要过大；

3）使用超短效胰岛素后马上进餐，使用中效胰岛素后睡前应加餐；

4）身边常备些饼干等食物以应对低血糖。

（6）胰岛素的注射方法

现在胰岛素的注射往往有专用的胰岛素注射用笔，方便、易于操作。目前，大多数医疗机构会建议需要使用胰岛素的糖妈妈住院开始使用胰岛素并调整剂量，待血糖平稳后出院继续使用。那么请各位糖妈妈在离院前务必学会胰岛素笔的使用，以保证注射的胰岛素剂量正确。

（7）胰岛素的保存

1）胰岛素应该避免高温和阳光直射；

2）不马上使用的胰岛素应该在2～8℃的冰箱中保存，并在说明书中注明的保质期之前使用；

3）已开启使用的胰岛素在冰箱中保存的时间不宜超过3个月；

4）安装了胰岛素笔芯的胰岛素注射用笔也应在冰箱中保存；

5）在注射胰岛素之前，需要将药物的温度恢复至室温后再使用；

6）不要将胰岛素放置于冰箱的冷冻室内，已经冷冻过的胰岛素不能再使用；

7）胰岛素有颜色改变或者出现不均匀的悬浮颗粒等，均表明药物已经变质，不可以再使用；

8）外出乘坐飞机旅行时，应该将胰岛素随身携带，而不要将其放在寄托的行李内，因为有可能会被冰冻。

5. 自我监测

能够影响妊娠期糖尿病血糖控制结果的因素有很多，只有通过训练有素的自我监测和严格的自我管理，并和产科医生密切配合，才能够达到最好的治疗效果。

（1）为什么要做自我监测？

对血糖等指标的自我监测，是了解病情进展和预防多种母儿并发症的有效措施，它的意义在于：是产科医生了解糖妈妈血糖情况以及调整治疗方案的依据，是妊娠期糖尿病良好控制的保证。通过监测，加深对妊娠期糖尿病知识的理解，增加对医生治疗的依从性，是糖尿病患者自我管理的重要手段。

妊娠期糖尿病的自我监测要从诊断开始，一直持续到产后复查血糖之后。要提醒各位孕妈妈的是：没有高血糖的症状并不意味着血糖控制良好，要消除没有症状就放松监测的认识误区。临床上我们经常会遇到一些依从性欠佳的糖妈妈，从来不按照医生的叮嘱控制饮食、监测血糖。总是说我自己没有感觉，觉得孩子动得也挺好的，就没有监测血糖；或者会说上班忙，顾不上管理饮食，没有血糖仪，去医院测血糖也不方便等。她们总会找到各种各样的理由放弃自我监测和管理。归根到底，是因为这样的糖妈妈对于妊娠期糖尿病以及对母儿的危害认识不够，所以不能配合医生的治疗并进行自我管理。但是，糖尿病和其他的疾病是不一样的。医生不可能让糖妈妈整个孕期住在医院里监测病情变化，也不能像其他疾病一样开好口服药回家自己服用。而血糖的控制情况和自己每天的饮食和运动是密切相关的，只要生活方式不合理，血糖就马上会反映出来。除了住在医院里，医生不可能知道糖妈妈们是怎么吃饭和运动的，也不可能了解糖妈妈们每天血糖的变化情况，只能依靠糖妈妈们自己监测并做详实的记录，然后医生再按照糖妈妈们自己记录的情况调整治疗方案。可以说糖妈妈们的自我监测和记录的情况是指导妊娠期糖尿病治疗的一手资料和直接依据。所以，糖妈妈们必须要加强自我监测。

（2）糖妈妈需要自我监测些什么内容？

1）临床症状

在妊娠期糖尿病这部分内容的开篇我们就讲过，由于妊娠期糖尿病的病程比较短，而且诊断标准不同，所以我们一般认为普通糖尿病常见的一些临床症状比如"三多一少"、视物模糊、感觉异常、易发生感染等，在妊娠期糖尿病的孕妈妈表现得并不明显。所以，作为糖妈妈临床症状不是我们自我监测的重点。

2）微量血糖

自我血糖监测是糖妈妈自我管理的主要内容。通过简单便携的医疗仪器（毛细血糖仪）对自身血糖水平进行监测。这种方法快捷易行，比较准确可靠，是在日常生活和工作中帮助糖妈妈随时了解血糖水平的好方法，其最大的好处就在于可以让我们随时随地根据需要了解空腹血糖和餐后血糖的情况，随时调整饮食治疗和运动治疗的方案，同时是调整胰岛素治疗剂量的主要依据。

①血糖监测的次数：血糖监测的次数因人而异。血糖控制欠佳或者刚开始使用胰岛素的糖妈妈，要求每天测 5 次血糖：早晨空腹血糖、早中晚三餐后 2 小时的血糖以及晚 10 点的血糖；对于血糖控制良好的糖妈妈，可以每周测一天血糖，包括早晨空腹血糖、早中晚三餐后 2 小时的血糖。因为糖妈妈有可能会发生运动后低血糖或者夜间低血糖等突发情况，所以建议随身携带血糖仪，以便发生特殊情况时随时监测血糖。

②操作必须正确

使用便携式血糖仪监测微量血糖时，要求糖妈妈们操作要正确。现在市面上销售的血糖仪有很多型号，具体使用方法可能也不尽相同，所以，要在开始自我监测之前接受培训。

③静脉血糖与微量血糖的差别

可能一些细心的糖妈妈在自我监测一段时间之后会发现，自己的微量血糖仪和医院静脉抽血的结果可能会有一些差距，而且同时扎两个手指头查到的微量血糖结果可能也是不一样的，是血糖仪不准呢，还是自己测错了？一般来讲，医院化验室检查的结果会更准确一些，微量血糖仪可能会比静脉血结果低约10%，而且同一时刻复查微量血糖时允许波动的范围为 5%。

④使用血糖仪监测血糖的注意事项

a. 在购买血糖仪时，要考虑血糖测试纸片的价格，以便斟酌是否有较长时间的承受能力。同时，在调换血糖仪的时候要核对测试纸片是否通用，是否需要更换专用的测试纸片。

b. 选择操作容易而且便于随身携带的血糖仪。

c. 血糖仪自动分析的等候时间一般在 1 分钟之内，可以耐心等待。

d. 血糖仪监测的结果会有一定的误差，只能用来自我监测血糖，不能作为诊断疾病的工具。要对血糖仪定期进行校对，并注意清洁和保养。

3）体重变化

妊娠期体重会随着孕周发生变化，具体体重增长的趋势和推荐的体重增长速度和范围在之前的内容之中已经反复强调，就不再详述了，这里想和各位糖妈妈谈的是如何自我监测体重。

孕妈妈们最好在家里自备一个体重测量仪，每周监测 1 次，要求在固定的时间穿同样的衣服在同一个状态下测量。比如可以在每周一早上，空腹、排空大小便，穿同一件睡衣上秤称量并记录，然后把每次称量的结果在产检的时候给产科医生评估体重增长是否合理。

（3）糖妈妈需要家庭的支持

孕妈妈在被确诊为妊娠期糖尿病之后，在随后的一段时间内可能会有种种的心理变化，主要表现为焦虑和抑郁。

很多孕妈妈得知自己被诊断为妊娠期糖尿病后会觉得不可思议，继而从内心深处不愿意相信和承认自己是糖尿病患者，甚至于还可能由原先的疑虑和恐惧转而产生反感和厌恶的感觉，脾气变得急躁。临床上经常看到有的糖妈妈在门诊就诊过程中迁怒于自己的家人，尤其是妈妈和丈夫，对自己家人的态度十分恶劣。有很多糖妈妈的家属反映说自从被诊断为妊娠期糖尿病，孕妇的情绪很不稳定，经常莫名其妙地哭泣或者发脾气。这样的心理改变可能是由于对妊娠期糖尿病缺乏足够的了解，以及在随后的治疗过程当中产生了较大压力。我们应该对于糖妈妈这样的心理变化给予足够的重视。所以，家庭成员在糖妈妈治疗过程当中也扮演着非常重要的角色。作为糖妈妈的家属，尤其是准爸爸，必须和孕妈妈一起了解妊娠期糖尿病的相关知识，并且应该经常鼓励和陪伴孕妈妈一起树立起战胜疾病的信心。要知道，妊娠期糖尿病的治疗尤其是饮食治疗，是要以改变糖妈妈的生活方式为前提的，这其实对于整个家庭每一位成员的影响都是很大的。所以整个家庭的参与和帮助是一件很不容易但是又是格外重要的事情。而且，对于糖妈妈的管理是帮助她建立起健康的生活方式，学会并建立健康的生活方式会使家庭中的每一位成员都受益终身。

家属尤其是准爸爸或者负责管理饮食的家人，应该和糖妈妈一起参与糖尿病的健康教育课程，并陪同糖妈妈一起复诊检查，了解病情的每一步变化和治疗方案的调整，鼓励糖妈妈配合医生的处理，成为医生和糖妈妈之间的桥梁。在医生的指导下，家属和糖妈妈共同设计更加合理、可行的个体化饮食和运动治疗方案，督促糖妈妈做到每日合理膳食、平衡营养。建议准爸爸陪同糖妈妈一起进行运动锻炼，既可以提高糖妈妈坚持运动疗法的兴趣和恒心，又有助于准爸爸和肚子里小宝宝的感情建立与交流。对于需要胰岛素治疗的糖妈妈，家属应该和糖妈妈共同学习并熟练掌握胰岛素的用法和剂量，以及可能出现的低血糖等特殊状况的预防方法和急救措施。

孕妈妈们可以参考表 3-31 进行自我监测和记录，把每顿正餐和加餐都称重后详细记录在表格中。餐前使用胰岛素的糖妈妈，需要把胰岛素的使用情况也记录在表格里，把餐后的运动情况以及空腹血糖和三餐后 2小时的血糖都详细记录下来，在每次就诊时向医生出示记录的结果，以决定下一步的治疗方案。

表 3-31　糖妈妈孕期自我监测表

日期	空腹体重	餐次	主食	奶类	肉类	豆类	蔬菜	水果	坚果	油脂	运动	胰岛素	血糖
		早餐											
		早加餐											
		午餐											
		午加餐											
		晚餐											
		晚加餐											

6. 糖妈妈的健康教育

所有类型的糖尿病都是可以控制却无法根治的，一旦发生，如果控制欠佳就会逐渐发展，妊娠期糖尿病会伴随整个孕期而存在。影响妊娠期糖尿病的病情和治疗的因素有很多，因此，无论是对医生还是对于糖妈妈而言，正确合理的治疗是一个长期、细致和艰苦的过程。

开展妊娠期糖尿病的健康教育，使得孕妈妈和家人对于疾病有基本的认识，发自内心地配合医生改变自己的生活方式，是一切治疗的基础。所以，在很多医疗机构当中，产科会配备专门的妊娠期糖尿病健康教育护士来进行健康教育的工作。

（1）血糖管理，健康教育先行

之所以要把健康教育放在这么重要的地位，是因为很多糖妈妈对于妊娠期糖尿病一无所知。随着经济的发展和生活水平的提高，大多数居民每天的热量摄入都是超过标准的，尤其是孕妈妈们孕期增重严重超标的现象普遍存在，妊娠期糖尿病的发病率显著上升。

很多孕妈妈一旦被诊断为妊娠期糖尿病，就会觉得一头雾水，不知道什么是妊娠期糖尿病，无法理解自己为什么会和糖尿病三个字联系在一起，从而产生抵触情绪，不愿意相信诊断、拒绝配合检查和治疗，甚至有的孕妈妈为此拒绝继续按时产检，这样的情绪和态度会对妈妈和宝宝的健康产生非常不利的影响。所以，我们要对糖妈妈及其家人进行健康教育，让她们对于妊娠期糖尿病有科学的认识，端正对待疾病的态度，争取最大限度地提高她们对医生的依从性，严格自我管理，配合医生的诊疗方案，以达到对病情的良好控制。

（2）妊娠期糖尿病健康教育的目标

1）能够建立起相互信任的医患关系，使糖妈妈们能够开诚布公地向医生反映自己在家的饮食运动情况以及血糖和体重的实际波动情况。

2）及时发现妊娠期糖尿病可能给糖妈妈带来的心理问题，并帮助她们摆脱不良情绪，树立起战胜疾病的信心。

3）帮助糖妈妈们充分了解妊娠期糖尿病的相关知识以及可能给母儿带来的危害。

4）促使患者主动参与糖尿病治疗，讲解自我监测的方法和要点。

（3）如何对糖妈妈进行健康教育

1）健康教育的内容

①妊娠期糖尿病知识的传授：包括妊娠期糖尿病的性质、特点、病因、高危因素、对于母体和宝宝的危害等相关知识。

②心理建设：由于妊娠期糖尿病可能会对孕妈妈的情绪产生不利影响，而不良的情绪会直接影响病情的控制效果，所以我们要及时发现糖妈妈的心理问题，并动员家人一起帮助她们战胜焦虑和抑郁等心理问题。

③妊娠期糖尿病治疗方法的学习：包括如何实施医生制定的饮食治疗和运动治疗方案；如何进行自我监测和自我管理；需要使用胰岛素治疗的糖妈妈们还要学会如何保存和注射胰岛素以及胰岛素使用过程当中的注意事项；如何处理和应对特殊情况，如旅行、无法避免的外出就餐

等；如何预防和应对低血糖等突发情况。

④督促患者建立健康的生活方式：只有将学到的知识付诸日常的行动，改变不良的生活习惯，才有可能达到妊娠期糖尿病的控制目标。糖妈妈健康的生活方式包括：健康的饮食习惯；因人而异的、适当的孕期运动；需要使用胰岛素治疗的糖妈妈遵医嘱按时使用胰岛素；学会保持心理平衡；规律产检，按时就医。

2）健康教育的方法

①专题讲座：专题讲座的形式是目前很多医疗机构进行健康教育首选的方法。很多医院的产科门诊会每周一次或者两次进行妊娠期糖尿病的专题讲座，把近期新诊断的糖妈妈们集中起来进行宣教。

②小组座谈和面对面示教：产科临床上，小组座谈往往适用于已经听过妊娠期糖尿病专题讲座并进行了一段时间治疗，但实施效果不是特别理想的患者；还有一种情况是需要使用胰岛素的患者。一般会集中几个这样的糖妈妈，由健康教育护士或者产科医生进行小组座谈和面对面示教。

③建立糖妈妈的微信群：有些医生会帮助糖妈妈建立微信群，定时发布一些科普知识。糖妈妈们也可以在微信群中进行经验分享，相互介绍心得体会，进行自我教育，在大家互相的鼓励中培养建立健康的生活方式。

3）健康教育的步骤

糖妈妈的健康教育一般可以分为三个阶段进行。

①糖妈妈的整体评估：包括年龄、职业、受教育程度、经济状况、孕前健康状况、身高、孕前体重、孕期增重、OGTT（或空腹血糖）结果、血压、血脂、既往饮食习惯、既往运动习惯、睡眠习惯、心理状态以及家属配合程度等。

②认识妊娠期糖尿病并了解和掌握一些基本的治疗方法。

③对妊娠期糖尿病有更深层次的理解，并且能够将各种治疗方法灵活应用，达到既符合治疗原则又不会给自己和家庭带来负担，使自己的生活富有弹性、充满乐趣。

健康中国·名家科普

六、糖妈妈要剖宫产吗？

很多糖妈妈越接近预产期就会越关心两个问题：我的宝宝需要提前出来吗？我是不是只能剖宫产？

1.糖妈妈分娩时机的选择

很多孕妈妈在科普学习中都知道，宝宝在妈妈肚子里不能超过42周，如果到41周还没有临产就要被收入院引产了。那么糖妈妈是不是也可以这样呢？如果糖妈妈不需要使用胰岛素而且病情控制平稳、妈妈和宝宝都没有并发症，可以在产科医生的严密监测下等到预产期终止妊娠。到预产期还没有临产的糖妈妈就要被收住院引产了。但是并不是所有的糖妈妈都可以等到预产期再终止妊娠，如果是孕前就有糖尿病的孕妈妈或者是妊娠期糖尿病病情需要胰岛素治疗的糖妈妈，如果病情平稳可以在严密监测下到39周就终止妊娠。还有一些血糖控制不理想或者是出现了严重并发症的糖妈妈就有可能根据病情变化来决定终止妊娠的时机。

2.糖妈妈分娩方式的选择

可以让大多数糖妈妈欣慰的是，妊娠期糖尿病本身不是剖宫产的指征，产科大夫会对分娩方式进行产科的专业评估。如果没有阴道分娩的禁忌证，大多数糖妈妈可以阴道试产。但是如果糖妈妈血糖控制欠佳或者有严重的并发症，再或者宝宝偏大（估计胎儿体重≥4250g），可能产科大夫会综合评估之后放宽剖宫产的指征，选择以剖宫产的方式终止妊娠。

3.糖妈妈分娩时的注意事项

糖妈妈在试产的过程中，机体处于应激状态且体力消耗很大，而且大多数孕妈妈无法规律进食，所以产科大夫会密切监测血糖波动情况，还会定时查尿常规了解有没有尿酮体出现，希望各位孕妈妈们能够配合医生的检查和治疗。在孕期就使用胰岛素的妈妈，在引产前1天的晚上可以正常使用中效胰岛素，但是引产当天就要停用餐前胰岛素了，因为在引产过程和产程中医生会给我们使用静脉胰岛素控制血糖。

七、宝宝出生了妊娠期糖尿病能好吗？

1. 糖妈妈产后能恢复正常吗？

很多糖妈妈在孕前从来没有关注过血糖的问题，所以怀孕被诊断为妊娠期糖尿病后非常紧张，很担心从此以后就是糖尿病患者了。其实，大多数妊娠期糖尿病的孕妈妈产后血糖可以恢复到正常水平，但是确实有一部分患者的糖耐量无法恢复正常而成为 2 型糖尿病。

2. 糖妈妈什么时候复查血糖？

正因为不是所有的糖妈妈产后血糖都能恢复到正常水平，所以要求妊娠期糖尿病的妈妈产后仍然要保持良好的生活习惯，不可以以"犒劳自己"或者"为了下奶"而放任自己不健康地饮食，并且所有糖妈妈要在产后 6～12 周复查 75g 口服葡萄糖耐量检查以判断血糖情况。表 3-32 列出非孕期血糖异常的诊断标准以供大家参考。

表 3-32　非孕期血糖异常的分类和诊断标准

分类	空腹血糖 （mmol/L）	服糖后 2 小时血糖 （mmol/L）	糖化血红蛋白 （%）
正常	< 5.6	< 7.8	< 5.7
糖耐量受损	< 5.6	7.8～11.0	5.7～6.4
空腹血糖受损	5.6～6.9	< 7.8	5.7～6.4
糖尿病	≥ 7.0	≥ 11.1	≥ 6.5

还需要注意的是，糖妈妈是 2 型糖尿病的高危人群，即使产后复查 75g 口服葡萄糖耐量检查的结果是正常的，也需要最少 3 年复查一次。

3.糖妈妈产后还要继续治疗吗？

糖妈妈在产后改变原有的生活方式，继续保持饮食治疗和运动治疗时期养成的健康的饮食和运动习惯可以有效减少和延缓 2 型糖尿病的发病。所以，饮食治疗和运动治疗的方法和原则依然适用于产后的新妈妈，不过具体饮食和运动的方案，我们可以请产科医生和临床营养师为我们进行逐步的调整。

对于孕期使用胰岛素治疗的糖妈妈，产后胰岛素的使用剂量和方法要发生改变。生完宝宝后，就可以参照非妊娠期血糖控制标准来调整胰岛素。①剖宫产术后禁食或者还没有恢复正常饮食的时间里，医生会给我们静脉输液，胰岛素和葡萄糖比例为 1∶4～6，同时会为我们监测血糖水平及尿酮体，根据监测结果来调整胰岛素用量。②等新妈妈们恢复了正常饮食，应该及时行血糖监测，血糖水平明显异常的新妈妈仍然需要使用胰岛素皮下注射，并且根据血糖水平调整剂量，但是所需要胰岛素的剂量一般较妊娠期要少很多。

4.糖妈妈可以母乳喂养吗？

有的糖妈妈会担心产后不可以给宝宝母乳喂养。这点不需要担心，对于糖妈妈，我们不仅不会阻止母乳喂养，还要鼓励各位妈妈尽可能地多喂宝宝，尽量做到纯母乳喂养。除了我们耳熟能详的一些母乳喂养的优点之外，糖妈妈产后母乳喂养还可以减少产后胰岛素的应用，而且宝宝将来发生糖尿病的风险也会降低。

八、如何预防妊娠期糖尿病？

妊娠期糖尿病的发病原因并不完全明了，可能和妊娠导致的胰岛素抵抗、脂肪因子以及孕妈妈不健康的生活方式有关。所以，对于妊娠期糖尿病的预防，我们所能做到的就是科学全面地认识它，并且积极改变不良的生活方式，尤其是当我们识别到自己属于高危人群的时候，就要更加严格地管理自己的饮食和运动，随时关注体重变化情况，及时发现问题，并向产科医生寻求专业的指导和帮助。还记得糖尿病的高危人群包括哪些吗？高龄妈妈（年龄 ≥ 35 岁）、"胖妈妈"（孕前体重指数 ≥ 24kg/m²）、特殊身材的妈妈（矮小或者下肢比例小）、多囊卵巢综合征的孕妈妈、经产妈妈、携带乙型肝炎病毒的孕妈妈、当年是个 "小宝宝"（出生体重 < 2500g）的孕妈妈、曾经的糖妈妈、此次妊娠孕期体重增长过快、孕早期高血红蛋白、多胎妊娠等都是需要格外警惕的高危人群。

九、当糖妈妈遭遇二孩时代

临床工作中，我们经常见到糖妈妈们抱怨，得了妊娠期糖尿病可真遭罪啊，吃饭还得每天拿秤称着吃；吃完还不能马上躺着，要出去走半个小时；走回来还得测血糖，手都扎成筛子了……还有更悲催的糖妈妈可能每顿饭前还得打胰岛素。所以，在生完宝宝之后很多孕妈妈顿时觉得好轻松，并且庆幸政策只允许自己要一个宝宝，不会再有这样的"受罪"机会。

可是，当年的糖妈妈们如今迎来了二孩时代。前面的内容中我们讲到，如果第一次怀孕时被诊断为妊娠期糖尿病，那么怀二宝的时候发生妊娠期糖尿病的风险为 35.6%，远比正常孕妇要高。因此，曾经的糖妈妈们一定要认识到自己是属于非常高危的人群，在平时和备孕阶段都要时刻提醒和监督自己保持良好的生活习惯；再次怀孕了一定要注意监测自己的孕期增重和血糖情况，及时发现问题并向医生寻求专业的指导。

妊娠合并甲状腺疾病

流行病学调查显示，我国甲状腺疾病的发病率呈逐年上升趋势，而育龄期女性又是甲状腺疾病的高发人群。妊娠期甲状腺疾病是一个常见的临床问题，当孕妈妈合并甲状腺疾病时病情如果控制不好，不但会影响孕妈妈自身的健康安全，还会影响宝宝的生长发育。那么，甲状腺功能减退（简称甲减）疾病控制不好对孕妈妈及宝宝究竟有什么危害？甲减患者在什么情况下可以怀孕？甲减女性妊娠期间应如何治疗、监测和管理？甲状腺功能亢进（简称甲亢）患者何时能怀孕？孕期甲亢用药对胎儿有什么样的影响？……所有这些都是孕妈妈及家人普遍关心的问题。

首先，孕妈妈们需要了解的是：甲状腺疾病是和甲状腺激素及甲状腺相关抗体有关的疾病。

一、甲状腺激素对胎宝宝的重要作用

甲状腺激素对胎儿大脑发育具有重要的意义。大脑在发育过程中存在两个快速发育期：第 1 个是在妊娠第 4～6 个月，甲状腺激素仅来源于母体；第 2 个在妊娠第 7 个月至出生后 3 年，甲状腺激素主要来源于胎儿。因此，妊娠期尤其是妊娠早期合并甲状腺功能减退，且未及时治疗的患者，其胎儿的大脑发育会受到影响。所以，既往未进行过甲状腺功能筛查的孕妈妈，一旦发现怀孕，要在孕 8 周之前进行甲状腺功能的筛查，以便及时发现问题，及时纠正，避免甲减对宝宝大脑造成影响。

二、微量元素碘与甲状腺激素的关系

碘是甲状腺激素的组成成分，甲状腺激素能够促进蛋白质的生物合成，促进胎儿的生长发育，同时也是维持人体正常新陈代谢的重要物质。胎宝宝需要足够的碘来确保身体的发育。另外，碘还是人体的"智力元素"。

孕妈妈比正常成人容易出现碘缺乏的现象，首先孕妈妈甲状腺激素分泌量代偿性增加对碘原料的需要量相应增加；其次，妊娠晚期胎儿甲状腺激素合成的碘原料由母体供应；再次，肾脏对碘清除增多导致内源性碘丢失等使得孕妈妈更容易出现碘缺乏。

碘缺乏使孕妈妈甲状腺激素合成减少，从而导致孕妈妈甲状腺功能减退，降低了孕妈妈的新陈代谢，并因此减少了胎宝宝的营养。孕妈妈缺碘会造成妊娠期高血压疾病、心衰等；对胎宝宝或新生儿也可造成不同程度的损害，如死胎、流产、早产、先天性畸形、胎儿生长受限等。孩子出生后表现为智力低下、体格矮小、呆傻面容，以及瘫痪、又聋又哑等克汀病表现。因此，临床甲减必须被重视并给予治疗。

那么，什么样的孕妈妈要警惕缺碘呢？一般来讲，当出现以下情况时，建议做尿碘检查：

（1）孕前消瘦、偏食、营养不良；

（2）身处缺碘的内陆地区；

（3）妊娠反应严重，孕早期体重下降；

（4）甲状腺肿大，或有其他可疑的甲状腺功能不正常表现。

当尿碘低于 100μg/L 时，可能是轻度碘缺乏，25μg/L 以下为严重缺碘。

三、妊娠期的甲状腺功能异常主要包括哪些疾病？

妊娠期的甲状腺功能异常主要包括甲状腺功能减退和甲状腺功能亢进。

1. 甲状腺功能减退

甲状腺功能减退（甲减）是由于各种原因导致的低甲状腺激素血症或甲状腺激素抵抗而引起的全身性低代谢综合征。现在很多医院已经把甲状腺功能的检查作为产检的常规项目，所以甲减在孕早期就能够被诊断并治疗，对于很多孕妈妈来讲这个疾病并不陌生。

成人后发病的称为"成人甲减"。胚胎期或婴儿期发病者，严重影响大脑和身体生长发育，成为痴呆侏儒。甲减患者多可导致不孕，妊娠后易并发自然流产、早产、死胎、高血压、胎盘早剥、子痫前期、心功能紊乱、胎儿生长受限、低体重儿、胎儿畸形、死产，围产儿发病率及死亡率增高。研究显示，妊娠4～6个月是胎儿大脑的快速发育期，若母体甲状腺激素供应不足，可导致胎儿神经发育障碍，这种损伤是不可逆的。充足的甲状腺激素治疗使甲状腺功能恢复正常后大大降低了母儿并发症的发生率。因此，妊娠期间充足的甲状腺激素供应对于保证母体及其后代的健康至关重要。

妊娠合并甲减包括妊娠前确诊甲减和妊娠期初诊甲减，妊娠期甲减又可分为临床甲减、亚临床甲减及低 T_4 血症。

妊娠期甲减主要是由孕妈妈自身免疫性甲状腺炎、甲亢[131]I 治疗和甲状腺切除术引起的，也会发生于一些孕前甲状腺功能正常的孕妈妈。有一些女性为甲状腺疾病的高危人群，主要包括有甲状腺疾病和家族史者，有甲状腺肿、甲状腺手术切除或[131]I 治疗史者，既往促甲状腺激素（TSH）增高或甲状腺自身抗体阳性者和其他免疫性疾病和家族史的女性。高危的女性在备孕时，应该做孕前筛查。

妊娠期甲减首选左旋甲状腺素替代治疗。对于合并甲减的孕妈妈，治疗目的在于及时补充足量的外源性甲状腺激素，纠正孕妈妈母体甲状腺激素水平的不足，以保证孕早、中期孕妈妈对胎宝宝甲状腺激素的供应。尤其是在孕早期，甲减是宝宝神经发育迟缓的一个独立危险因素，故早期的治疗尤为重要。胎宝宝的甲状腺自妊娠第12周开始分泌甲状腺激素，20周以后甲状腺功能完全建立，此前胎宝宝发育所需要的甲状腺激素主要来源于孕妈妈，若在此阶段孕妈妈甲状腺功能正常，则能够提供足够量的甲状腺激素通过胎盘进入胎宝宝体内。治疗目标是保证胎宝宝第一个脑快速发育期，即妊娠第4～6个月内的甲状腺激素足量供应，所以治疗必须在妊娠4个月前启动，最好妊娠开始即达到血清TSH<2.5mIU/L的标准。因此，在治疗期间对于甲状腺功能的监测显得尤为重要。

左旋甲状腺素片应在晨起空腹时服用。在调整左旋甲状腺素剂量期间，应每2～4周测定一次甲状腺功能，最好在孕8周内达标。TSH达标后，每6～8周监测一次。

妊娠期临床甲减的孕妈妈应将血清TSH控制在：妊娠早期0.1～2.5mIU/L，妊娠中期0.2～3.0mIU/L，妊娠晚期0.3～3.0mIu/L，一旦孕妈妈被诊断为临床甲减，应立即开始治疗并尽早达到上述目标值。

现在，我们来总结一下妊娠期甲状腺功能减退症：①左旋甲状腺素为首选替代治疗药物；②妊娠前确诊甲减，调整左旋甲状腺素剂量，TSH正常再怀孕，妊娠期间，左旋甲状腺素剂量较非妊娠时增加30%～50%；③妊娠期间诊断甲减，即刻治疗，根据妊娠特异性TSH正常范围，调整左旋甲状腺素剂量。④若调整左旋甲状腺素剂量，每2～4周测定TSH、总甲状腺素、游离甲状腺素，最好在妊娠8周内达到正常范围，TSH达标后，每6～8周监测一次。

亚临床甲减是指患者血清TSH浓度高于正常上限，而游离甲状腺素（FT_3、FT_4）正常的一种代谢状态。研究证实，妊娠期亚临床甲减与孕妈妈流产、早产、妊娠期高血压疾病、胎盘早剥等不良妊娠事件有关，并可能对胎儿的智力发育造成不良影响。目前主张对于甲状腺过氧化物酶抗体（TPOAb）阳性的亚临床甲减妊娠女性给予左旋甲状腺素片替代治疗，对于 TPOAb 阴性的亚临床甲减妊娠女性，目前既不予反对，也不予推荐左甲状腺素片治疗。

临床上，我们经常见到一些需要口服左旋甲状腺素钠片的孕妈妈疑虑重重，就担心整个孕期服药会影响到宝宝。其实，甲状腺激素是人体自身分泌的一种生理激素，是确保胎儿正常脑发育所必需的。甲减患者服用左旋甲状腺素钠片（L-T$_4$）只是为了补充身体原本缺乏的那部分，因此，只要替代剂量合适，L-T$_4$ 对孕妈妈及胎儿均非常安全，不会有致畸作用。此外，甲状腺激素通过乳汁分泌的量极少，并且服 L-T$_4$ 只是替代到甲功正常水平，对婴儿几乎无影响，因此产后哺乳对婴儿同样也是安全的。L-T$_4$ 被美国 FDA 列为 A 类药物，即安全性与维生素类药品相同。

妊娠期临床甲减对甲状腺激素需求量增加是妊娠本身的原因所致，所以，产后 L-T$_4$ 剂量应当相应减少，并于产后 6 周复查孕妈妈的 TSH 水平。

甲减是一种典型的女性疾病，在人群中，每 6 个女性就会有一个可能患上甲减。其中 35 岁以上的女性群体是甲减的高危人群。女性患者即使是患有轻度的甲状腺功能减退症，如果没有治疗，她们后代的智力评分也要比正常者后代的智力少 8 ～ 10 分。为了宝宝的健康，孕妈妈适量补碘是必需的。那么什么时候开始补充碘呢？补碘最好从孕早期开始。

妊娠时期是女性一个特殊的时期，孕妈妈和胎宝宝对碘的需求量增加，肾的排碘能力增强，使孕妈妈处于碘相对缺乏的状态。2007 年 WHO 提出妊娠和哺乳期妇女每天保证至少 250μg 的碘摄入量，除了正常的饮食外，每天需要额外补碘 150μg，妊娠期间要避免使用含碘药物和诊断试剂。

在沿海及低洼等不缺碘的地区，孕妈妈并不需要刻意去补碘，但是在内陆山区碘比较缺乏的地方，孕妈妈就需要适量补碘了。补碘的关键时间是在妊娠的前 3 个月，尤其以妊娠前为好。若怀孕后 5 个月再补碘，作用甚微。

我国目前采用食盐强化碘预防高危人群的碘缺乏，在孕期建议孕妈妈每周进食一次富含碘的海产品。最好的补碘食品有海带、紫菜、海参、海蜇、蛤蜊等，这些食物均含有丰富的碘，甜薯、山药、大白菜、菠菜、鸡蛋液也含有碘，可以适当多吃一些，使孕妈妈安然度过孕期，保证胎儿的正常发育。孕妈妈若每2～3天吃一次海鱼，便可满足机体对碘的需求量。

碘是人体必需的微量元素，甲状腺利用碘和酪氨酸合成甲状腺激素，碘缺乏或摄入过多可能引起甲状腺功能的异常。每日碘摄入量低于150μg，患碘缺乏病的风险增加，影响母儿的新陈代谢，尤其是蛋白质的合成。由于孕妈妈要同时提供胎宝宝所需的碘，2016年孕期妇女膳食指南中推荐孕期碘的摄入量为230μg/d，营养素的可耐受最高摄入量为1000μg/d。孕期食用加碘食盐即可满足需要，1g加碘食盐含碘约35μg，每天推荐的食盐摄入量为5.5g，碘的摄入量为192.5μg。但碘极易被破坏，所以除碘盐外，最好每周进食1～2次海产品。

我们知道，碘遇热很容易升华，加碘食盐应存放在密闭容器中于阴凉处保存。我们在烧菜时，放盐的最好时机是在菜肴即将做好，出锅前放入盐，因为碘受热会失效，达不到补充碘的目的。另外，盐在出锅前放入也可以避免碘盐爆锅。一些孕妈妈在整个孕期都爱补碘，甚至认为越多越好，其实这个做法是错误的。人体对碘是既易缺乏也易发生过量中毒。补碘过多可能造成孕妈妈甲状腺功能亢进，并引发胎宝宝甲状腺功能损伤。当孕妈妈尿碘高于800μg/L，就不要再过于补充了。食用海带应先洗后切，以减少碘的流失。吃含碘食物时，可以加一点胡萝卜，有利于碘的吸收。

2. 甲状腺功能亢进

我们说完了妊娠期甲减的相关问题，现在说一说妊娠期的另一种甲状腺疾病，即甲状腺功能亢进（简称甲亢）。妊娠期甲亢的发病率约为1%。妊娠期甲状腺功能亢进主要包括两种类型，妊娠一过性甲状腺毒症及妊娠 Graves，前者主要与血 hCG 浓度增高有关，后者主要与甲状腺自身免疫异常有关。

临床上，在孕早期检查时发现 TSH 降低，医生常说是一过性的，即我们所说的 hCG 相关性甲亢，一般发生在孕早期，通常在 8～10 周，伴恶心、呕吐，也有的孕妈妈有心悸、出汗、焦虑症状，但甲状腺肿及高代谢症状不明显，hCG 显著升高，但无甲状腺自身免疫性疾病的特征；妊娠 14～18 周时，随着 hCG 的下降，甲状腺功能逐渐恢复正常。此种甲亢无需治疗。

但是如果甲亢控制不佳易导致流产、妊娠期高血压疾病、早产、低出生体重儿、胎儿宫内生长发育迟缓、死胎、甲亢危象和充血性心衰。

妊娠期发现的甲亢，妊娠早期由于血 hCG 的影响，可能会有一过性促甲状腺激素的降低。但若明确诊断甲状腺功能亢进，若允许继续妊娠，应选择药物治疗。妊娠期甲状腺毒症首选抗甲状腺药物治疗，以最小的剂量尽快使甲功正常，保证母儿安全。若药物治疗不好，可酌情在妊娠 4～6 个月手术治疗。血清 FT_4 在正常值上限，治疗初期每 2 周查一次甲功，之后可每 2～4 周查一次。病情改善后，抗甲状腺药物应及时减量。当最小剂量就可以维持甲功正常，数周后即可停药。

对于桥本甲亢的病人，首选抗甲状腺药物（ATD）治疗，少数病人需要选择手术治疗，禁用放射性碘治疗。妊娠合并甲亢应用他巴唑（MMI）治疗的女性，其新生儿发生先天畸形的危险性增加，因此临床上应当优先选择丙基硫氧嘧啶（PTU）。但 PTU 有肝脏毒性作用，所以在妊娠早期使用，妊娠中晚期又改为他巴唑治疗。

妊娠合并甲亢的孕妈妈应当增加产前检查的次数，由产科医生来监测孕妈妈的血压、体重、宫高、腹围的变化，监测肝功能、白细胞和激素水平等，每个月进行一次超声检查，及时发现胎儿甲亢、甲减；加强对胎儿的监护，孕妈妈自身还应当注意避免感染、情绪波动，预防由此诱发的甲亢危象。合并甲亢的孕妈妈还容易并发高血压相关的疾病，故应该注意早期补钙、低盐饮食、合理的营养搭配，避免高碘的摄入；在内分泌科医生的监测下定期复查甲功，并调整药物的使用。

胎宝宝在妈妈肚子里就可以发生甲亢，宝宝的甲亢可通过超声发现，如胎心过速（胎心率 >170 次／分并持续 10 分钟）、宫内生长发育迟缓、胎儿甲状腺肿、骨骺愈合过早、充血性心衰体征和胎儿水肿。如果妊娠期甲亢未控制的孕妈妈或 TSH 受体抗体（TRAb）水平高（超过正常值上限的 3 倍以上）的甲亢女性，须行胎儿超声检查，监测胎心率、羊水量和胎儿甲状腺肿。

四、二孩时代，对甲状腺疾病妈妈再次妊娠的建议

1. 妊娠期甲状腺功能减退症　甲减的高危女性应做妊娠前筛查，高危人群包括：（1）有甲状腺疾病个人史和家族史者；（2）有甲状腺肿和甲状腺手术切除和 [131]I 治疗史者；（3）既往发现血清促甲状腺激素增高或甲状腺自身抗体阳性者；（4）有其他自身免疫性疾病个人史和家族史者。

2. 妊娠期甲状腺毒症　（1）甲亢未控制者，不建议怀孕；（2）确诊甲亢患者，如在抗甲状腺药物治疗中，甲状腺功能在正常范围，停用 ATD 后或减少 ATD 剂量，可以怀孕；（3）甲亢 [131]I 治疗后的 6 个月内应避孕；（4）妊娠期诊断的甲亢，根据患者意愿，若继续妊娠选择 ATD 治疗。

总之，只要及早诊断、科学治疗，妊娠期甲减的治疗效果是比较好的，不会对胎儿智力发育造成不良影响。妊娠期的甲亢也应在产科医生和内分泌科医生的严密监测下，平安度过孕期、分娩期以及产褥期，避免甲状腺危象的发生。

第五章
妊娠期高血压疾病

一、什么是妊娠期高血压疾病？

可能各位孕妈妈对于妊娠期高血压疾病并不太了解，那么我们就来谈一谈什么是妊娠期高血压疾病。

它是妊娠与血压升高并存的一组疾病，发生率约5%～12%，其主要表现为高血压（血压≥140/90mmHg）、蛋白尿（尿蛋白＋）、水肿（体重突然异常增加，足踝部凹陷性水肿），严重影响孕妈妈及宝宝的健康。随着高龄孕妈妈的增多，妊娠期高血压疾病的发生率也随之增高。双胎妊娠的高血压疾病发生率较单胎妊娠高3～4倍，而且发病的孕周较早，病情更严重。当血压升高引起脏器功能受损时，容易发展成子痫前期，甚至子痫，就更危险了。孕妈妈会出现头痛、抽搐、视觉障碍、血小板减少、肺水肿，甚至昏迷等症状，严重影响母儿健康，是孕产妇和围产儿患病甚至死亡的主要原因之一。

二、什么样的孕妈妈容易患高血压疾病？

孕妈妈年龄低于18岁或高于40岁；多胎妊娠；初产妇；精神高度

紧张者；羊水过多；既往曾有妊娠期高血压疾病史或高血压家族史；慢性高血压孕妇；合并妊娠期糖尿病；慢性肾炎或抗磷脂综合征等。

三、妊娠期高血压时应该注意什么？

1. 适当休息

可能很多孕妈妈会认为休息就是躺着，其实不完全正确。适当休息是指劳逸结合，保证充分睡眠，防止疲劳，但并不是指一定要卧床休息。

助眠的食物包括以下几种：

（1）大枣

又名红枣，富含糖类、蛋白质、维生素 C、有机酸、黏液质、钙、磷、铁等，有补脾、养血、安神之益处，因而有助眠作用。晚饭后，用大枣熬水加点红糖，或用 10 枚红枣、5 根葱白煮水喝，或者用大枣与百合煮粥，都能够起到促进睡眠的作用。用红枣、桂圆肉加水煎服，可治气血亏损、心悸怔忡、夜不成寐之症。用红枣 1000 克，洗净去核捣烂，加水用文火煮，过滤取汁，再加入 500 克蜂蜜，于火上调匀即成枣膏，可装瓶备用。每次服 15 毫升，每日两次，可防治失眠。

（2）食醋

平素看似不起眼的食醋，却有帮助睡眠的作用。这是因为食醋中含有多种氨基酸和有机酸，消除疲劳的作用非常明显。如果长途旅行之后十分疲劳，且难以入睡，可以用一汤匙食醋兑入温开水中饮服，然后静心闭目，一般便会安睡。不过，这里的食醋是指酿造的醋，化学醋、醋精之类的不在此列。

（3）核桃

核桃在国外被称"大力士食品""营养丰富的坚果""益智果"；在国

内享有"万岁子""长寿果""养人之宝"的美称。因其卓著的健脑效果和丰富的营养价值，已经为越来越多的人所推崇。

中医认为，核桃性温、味甘、无毒，有健胃、补血、润肺、养神等功效。《神农本草经》将核桃列为久服轻身益气、延年益寿的上品。现代医学研究认为，核桃中的磷脂对脑神经有良好保健作用。核桃油含有不饱和脂肪酸，有防治动脉硬化的功效。核桃仁中含有锌、锰、铬等人体不可缺少的微量元素，有促进葡萄糖利用、胆固醇代谢和保护心血管的功能。在临床上，核桃有改善睡眠质量的作用，因此，常用它来治疗神经衰弱、失眠健忘、多梦等病症，最好是配以黑芝麻，捣成糊状，在睡前服用。

（4）蜂蜜

蜂蜜几千年来经久不衰，这与蜂蜜所具有的多种独特营养成分有关。蜂蜜主要成分有：可被人体直接吸收的葡萄糖和果糖，占65%～80%；各种氨基酸，包括人体不能合成的8种必需氨基酸，约占0.3%；与人体血清所含比例几乎相等的20余种矿物质，约占0.06%；20余种促进人体生长和代谢的维生素；多种活性酶等。中医认为，蜂蜜具有补中益气、安五脏、和百药、解百毒之功效，对失眠有显著疗效。临睡前喝一杯蜂蜜水可以起到助眠作用。

（5）小米

小米多产于北方，性微寒，具有健脾、和胃、安眠之功效。小米中除含有丰富的营养成分以外，还含有色氨酸等物质，而且小米的色氨酸含量居谷物之首，食后可以促进胰岛素的分泌，提高进入大脑内色氨酸的数量，对阳盛阴虚、夜不成寐有一定治疗作用。取小米煮粥，每晚食用，可以收到助眠安神的效果。

（6）糯米

糯米中含有蛋白质、脂肪、碳水化合物和矿物质等，素有"补脾肺、缩小便、益五脏"等功效，食后易睡。失眠且夜间尿多的人，睡前吃糯米饭或者喝糯米粥，能让人减少夜间小便次数，令人酣睡。

（7）莴苣

莴苣如今已是寻常蔬菜，清洗摘叶，会发现莴苣流出一种白色浆液，这种浆液具有安神镇静作用，而且没有毒性。因此，莴苣很适宜神经衰弱失眠者使用。把莴苣去皮凉拌，或者切片煮汤，睡前服用，如晚饭时食用，有一定的助眠功效。

2. 体位调节

在休息和睡眠时尽量取左侧卧位，有利于维持正常的子宫胎盘血液循环，并具有利尿、降低血压的良好功效。

3. 饮食调理

饮食调理是最重要的防治措施（详见后文）。

4. 情绪稳定

这是不容忽视的重要环节。患者应保持乐观情绪，豁达开朗，不生闷气，不发脾气，不为小事斤斤计较，保证血压的稳定。临床资料表明，经过上述认真的生活调理，绝大多数轻度妊娠期高血压疾病患者的病情都能得以缓解。

四、发生高血压疾病时，孕妈妈饮食上应该注意什么？

高血压出现脏器功能受损时除了血压升高外，还多会发生尿蛋白漏出增加、低蛋白血症、水肿等，所以明确诊断为妊娠期高血压疾病的孕妈妈在饮食上应该注意以下几点。

1．控制热量

注意限制热量摄入过多，防止吃得过多过饱，避免引起肥胖。

2．低盐饮食

孕妈妈合并高血压时应低盐饮食，吃得清淡一点，每日摄盐量小于5克。限制高钠饮食，如酱油（盐），蚝油（盐），酱类（盐），咸菜（盐），虾皮和海米（盐），咸鸭蛋（盐），腌制的蔬菜（盐），味精（谷氨酸钠），面碱（碳酸钠），小苏打（碳酸氢钠），防腐剂（苯甲酸按，多用于饮料、肉制品、小零食），发色剂（硝酸钠，多用于火腿肠、腊肉等肉制品）。

3．限制脂肪摄入

每日摄入量小于60克，以植物油为主，炒菜时最好不用动物油脂。少吃脂肪（供能比≤30%），特别是饱和脂肪（供能比<10%）和胆固醇（小于300mg/d）。脂肪主要来自烹调油和鱼、肉、蛋、奶等动物性食物，都要加以控制。其中肥牛、肥瘦肉、五花肉、肥牛肉、肥羊肉、猪排、牛排、鸭肉、鹅肉等含有较多饱和脂肪酸和胆固醇，应尽量少吃或不吃。内脏含有大量胆固醇，也不宜食用。此外要注意，饼干、面包、方便面、汉堡包、油炸零食、糕点、油条、葱油饼、抛饼等食物当中含有大量脂肪。真爱健康，用营养调理的手段干预高血压。

4．适当摄入蛋白质、维生素和矿物质

除了"限热量、限盐、限油"外，蛋白质、维生素和矿物质的摄入应当增加一些。

蛋白质的摄入应高于平日，每日达80～100g，并且动物和植物蛋白各占1/2，即将豆类或豆制品与瘦肉、鱼虾等等量搭配。而水果、蔬菜、牛奶等食品，最好天天都能满足机体需要。

最好选用一些优质的动物蛋白，如蛋类、禽类和鱼类等，保证蛋白质的摄入量。在常用的每 100 克食物中，肉类含蛋白质 10 ～ 20g，鱼类含 15 ～ 20g，全蛋含 13 ～ 15g，豆类含 20 ～ 30g，谷类含 8 ～ 12g，蔬菜、水果含 1 ～ 2g。动物性食物比植物性食物蛋白质含量多，豆类蛋白质含量很多，质上也不比动物性食物差。

判断蛋白质质的优劣有三点：

（1）蛋白质被人体消化、吸收得越彻底，其营养价值就越高。整粒大豆的消化率为 60%，做成豆腐、豆浆后可提高到 90%，其他蛋白质在煮熟后吸收率也能提高，如乳类为 98%，肉类为 93%，蛋类为 98%，米饭为 82%。

（2）被人体吸收后的蛋白质，利用的程度有高有低，利用程度越高，其营养价值也越高。利用的程度高低，叫蛋白质的生理价值。常用食物蛋白质的生理价值是：鸡蛋 94%，牛奶 85%，鱼肉 83%，虾 77%，牛肉 76%，大米 77%，白菜 76%，小麦 67%。动物蛋白质的生理价值一般比植物蛋白质高。

（3）除了通过食物补充必需氨基酸以外，可以适当选择蛋白质粉作为蛋白质的补充，但是一定要注意蛋白质粉的用量。蛋白质经胃肠道消化吸收后，需要经肝脏加工转化为人体自身物质供人体使用，同时，蛋白质在体内代谢的产物氨、尿素、肌酸酐等含氮物质需要经过肾脏排泄。一个人如果食入过多的蛋白质，会增加肝、肾负担，对人体产生不利影响。因此，蛋白质绝不是多多益善。《中国居民膳食指南》提出的最高蛋白质摄入量是每千克体重 0.92g，如果超过这个量，就有可能损害人体健康。事实上，蛋白质只要能维持人体代谢的需要即可。多余的蛋白质在消化吸收后，肝脏会将他们转变成肝糖原或肌糖原储存起来，如果肝糖原或肌糖原已经足够，则转变成脂肪储存起来，这种转变产生的其他代谢产物必须从肾脏排出来。蛋白质过剩不但使人肥胖，还增加肝脏和肾脏的代谢负担，特别是对于已经患有高血压的孕妈妈，肝肾负担过重，容易出现肝肾功能不全的情况，因此要掌握好补充蛋白质的量。

提高钙、锌的摄入量并供给充足的铁元素以防治贫血，多摄入新鲜的蔬菜和水果，应保证每日摄入蔬菜＞500g，水果200～400g，保持良好的生活饮食习惯及合理的烹饪方式。

5．控制入量，适当利尿

发生了重度子痫前期的患者，每日的饮水量也要适当控制。住院治疗期间要严密监测每日体重的增长变化以及摄入量和排出量，尽量保持平衡，甚至排出量大于摄入量才好。

发生水肿时，建议孕妈妈进食一些具有利尿功能的食物：

（1）红豆：有补血、利尿、消肿等功效。

（2）黄瓜：性凉，可除热、利尿、解毒。

（3）薏米：能利尿、清除体内毒素和多余的水分。

（4）冬瓜：利尿消肿、清热解毒，还可以减肥。注意冬瓜利尿消肿的功能主要在于瓜皮中，故需连皮熬煮。

（5）西红柿：吃新鲜的西红柿可以利尿及去除腿部疲惫，减少水肿的问题，如果是生吃的话，效果就更好。

（6）桂花与鸭肉：桂花与鸭肉搭配，可滋阴补虚、化痰散瘀、利尿消肿。

（7）西瓜：含有利尿元素基、酸柠檬黄素，使盐顺利随尿排出。

（8）玉米须：有利尿作用，可以增加氯化物排出量，其利尿作用是肾外性的，所以对各种原因引起的水肿都有一定的疗效。

（9）玉米：具有开胃、利胆、通便、利尿、软化血管、延缓细胞衰老、防癌抗癌等功效。富含维生素B族及矿物质，可利尿、消肿，使下半身纤细。

（10）芹菜：有镇静降压、醒脑利尿、清热凉血等功效。常吃芹菜对于妊娠期高血压疾病、妊娠水肿的疗效比较显著。

妊娠合并贫血 ....

一、贫血知多少

孕妈妈对于"贫血"这个名词一定不陌生，常常认为营养不良才会贫血，但是现在大家的生活条件好了，孕期营养相对而言已经很丰富了，为什么还贫血呢？

1. 什么是贫血？

贫血是指人体外周血红细胞容量减少，低于正常范围下限的一种临床症状。红细胞是血液系统中数量最多的一种血细胞，也是人体内血液运送氧气的载体。由于红细胞容量测定较复杂，临床上常以血红蛋白（hemoglobin，Hb）浓度来代替。WHO 诊断标准认为，在海平面地区 Hb 低于下述标准诊断为贫血：6 个月到 < 6 岁儿童 110g/L，6 ~ 14 岁儿童 120g/L，成年男性 130g/L，成年女性 120g/L，孕妇 110g/L。

现在孕妈妈了解了贫血的诊断标准，那么定期去产科门诊产检时，拿到自己的血常规化验单，参照血红蛋白 110g/L 的标准，就一目了然地知道自己究竟是不是贫血了。进行规范产检的孕妇，通常每 4 周复查 1 次血常规。如果孕妈妈孕期出现一些感冒、发烧、尿路感染、腹部外伤等特殊情况，产科医生会增加血常规的检查频率。

2. 贫血会有哪些症状，头晕的孕妈妈一定是贫血吗？

在门诊时，常常听到孕妈妈这样问：大夫，我最近时不时头晕，有的时候走路走着走着就眼前发黑，我是不是贫血啊？在急诊也时常接诊到挤公交或者挤地铁上班途中突然晕倒的孕妇，特别是孕早期的孕妇，这是怎么回事啊？她们是不是也是贫血啊？

那么我们就要从贫血的症状讲起了。

因为血红蛋白在机体内最重要的作用是携带氧气到全身的各个重要脏器，所以贫血时，血液的携氧能力就会下降。贫血越严重，血红蛋白水平降得越低，各个重要脏器，像心脏、大脑、肾脏等的氧供应就会减少得越多，相应的会出现各个系统不舒服的症状。

比方说，贫血时神经系统的症状有头晕、耳鸣、头痛、失眠。但早孕时由于孕吐反应的存在，孕妈妈多数进食差，会存在脱水甚至电解质紊乱的情况，严重的孕妈妈尿里会有酮体的出现，就是我们常说的饥饿性酮症，这些情况都会导致孕妈妈精神差、睡眠差、头重脚轻等不舒服，要跟贫血时的神经系统症状进行鉴别。

贫血时皮肤黏膜的表现有肤色苍白或者暗黄，嘴唇、眼睑颜色苍白。肤色的改变往往比较常见，这是为什么呢？因为在贫血状况下，我们聪明的机体会启动自我保护机制，通过复杂的神经体液调节机制，机体内有限的血容量会首先保证大脑、心脏、肾脏这样重要脏器的血供。而皮肤和黏膜，机体会认为它的功能相对没有那么重要，所以就减少了对于皮肤、黏膜的血液供给。临床上产科大夫也往往通过仔细观察孕妈妈的眼结膜、指甲颜色及脸色初步判断有无贫血及贫血程度。

心悸是贫血时心血管系统的常见症状。原因也好理解，贫血时血红蛋白携氧能力下降，那机体就努力通过增加心率来让仅有的血红蛋白快马加鞭地"多跑几趟"，从而保证重要脏器的氧气供应。但不是所有的贫血孕妈妈都有心悸的表现，只有重度贫血或短期内急性大量失血，比如说分娩前后因为种种原因导致孕妈妈体内大量失血时，机体才会启动这样的病理机制，心率才会增快。因为长期的心率增快会增加心脏做功，心脏每次收缩舒张的时间都会缩短。而只有当心脏舒张时，供应心脏的冠脉系统才有血液供应，心脏舒张时相缩短，冠脉灌注就会减少，心脏会处于相对缺血的状态。如果孕妈妈平常心率处于正常范围，因为贫血导致心率极度增快，又没有及时纠正贫血的话，心脏功能会受到损害，严重者会出现心功能衰竭。所以心率也是产科医师关注的重点之一。

贫血时消化系统的症状有食欲减退、腹部胀气、恶心、便秘。后面我们会讲到正常的胃肠功能对血红蛋白的原材料"铁"的吸收至关重要，严重贫血时胃肠黏膜细胞吸收功能减退，影响铁的回吸收，从而更加加重贫血，形成恶性循环。

上面我们讲述了贫血时神经系统、皮肤黏膜、循环系统、消化系统对应的临床症状。但是所有的贫血孕妈妈都有临床症状吗？

当然不是。轻度贫血的孕妈妈可能仅仅表现为化验指标的异常，并没有面色苍白，也没有头晕、乏力等不适。但是如果不及时给予治疗，随着孕周的增加贫血程度加重，特别是经历分娩后，贫血症状就会凸显。

通过对贫血症状的解读，孕妈妈们明白贫血常见的症状有头晕、头痛、耳鸣、失眠、心悸、气促，消化不良、便秘、腹胀等，最常见的体征是肤色、唇色苍白。

回到我们上面的问题，经常头晕的妈妈一定是贫血吗？有没有其他可能性呢？

这个问题涉及到可能出现头晕的疾病有哪些了。贫血可以表现为头晕，但头晕是个常见症状，不是所有头晕的孕妈妈都是贫血导致的，很多严重的内外科合并症都表现为头晕。比如血压异常，如高血压合并妊娠或妊娠期高血压疾病，或者孕早期常见的低血压；血糖异常，临床常见的是低血糖发作；再比如颅内病变，如脑瘤或脑血管异常也可以有头晕的症状。还有一些耳鼻喉相关疾病，如美尼尔综合征也表现为头晕。所以孕妈妈们如果出现了头晕的症状，千万不要掉以轻心，想当然地认为是贫血导致的，而应尽快到产科门诊进行咨询和诊疗。

孕期最常见的头晕原因是血压的一过性降低，特别是在孕早中期，因为血容量增加，血液稀释，外周血管扩张，胎盘形成动静脉瘘，孕妈妈的血压，特别是舒张压会比没有怀孕的时候降低。在相对封闭、缺氧的环境，比如公交车、地铁，或者比较拥挤的商场里，孕妈妈就会出现短暂的头晕，严重的还会有眼前发黑、出冷汗，甚至摔倒的表现。急诊常常接诊这样的病人，临床经验表明，通过血糖、血压、心电图检查，往往是血压偏低所致，也有可能是孕妈妈低血糖发作。孕早中期，孕妇空腹血糖较低，或常有饥饿感，也容易引起头晕。此时建议孕妈妈身边带些小零食，如巧克力、饼干或者果汁之类，以备不时之需。

如果大家外出出现上述情况或者碰到类似症状发作的孕妈妈，应该赶紧将孕妈妈转移到通风相对良好的场所平躺或者坐下闭眼休息，可以喝点温水或者甜水。当然如果能前往近处的医疗机构进行血压、血糖及心电图这些专业检查是最好的了。

虽然孕期常见的头晕病因就是低血压、低血糖，但是对于频繁发作或性质多变的头晕应该给予重视。就是说每次头晕发作的诱因，持续时间，伴随症状（头痛、恶心、呕吐、视物模糊）都不同，或者程度越来越重时，就应该前往神经内科或者神经外科看看颅内有没有器质性病变，比如说颅内肿瘤或颅内血管瘤。

看似简单的"头晕"原来隐藏着这么多复杂的病因呢。但是也不要因此过于担心，医师们常说的看病原则之一就是"一源论"，就是说，除非个别复杂病例，多数疾病的表现可以用一种原发病来解释。比如说有个孕妈妈轻度贫血，血红蛋白94g/L，某天在公园遛弯时晕倒了，一两秒钟就醒过来了，家人及时把她送去急诊。大夫给她查了血压、血糖、心电图，都是正常的。那么大夫就会考虑她的头晕就是跟贫血有关系的，她之前也没有过类似的情况，一般也不考虑颅内病变，除非她之后反复晕倒，还有其他的伴随症状。

3. 瘦妈妈一定是贫血吗？胖妈妈要不要担心贫血？

答案当然是否定的。

胖和瘦是体型，具体的评判标准是体重指数，也就是 BMI，我们在前面的章节中提到过。贫血是依据血红蛋白的高低诊断的。胖是一种营养过剩的表现，但胖妈妈更常发生的是血糖和血脂的异常。胖妈妈不一定都是血红蛋白高于正常，也有不少贫血的胖妈妈。在临床工作中曾经见到这样一位住院监测血糖的孕妈妈，她跟大夫讲，怀孕后特别喜欢吃面食，不喜欢吃蔬菜、肉食和动物内脏，每顿饭恨不得要吃两到三大碗面条。所以，这个胖妈妈空腹血糖和餐后血糖都高，体重增加也很快，但是体内必需的维生素和微量元素是不足的，血常规显示她的血红蛋白低于正常。所以，她的营养摄入是不平衡的，虽然胖，但是她的血红蛋白不高，就是所说的贫血的胖妈妈。

瘦的人体重指数偏低，但不是瘦人都贫血，如果孕妈妈从小到大身材都偏瘦，父母身材控制也很好，平常没有挑食厌食的不良饮食习惯，平素爱好运动，那是因为这类孕妈妈良好地控制了摄入和消耗的平衡，所以维持了傲人的身材。她们并不是贫血的高危人群。而另外一些孕妈妈，因为盲目追求瘦，采取节食的方法，或者有不良的饮食习惯，比如说不吃动物肝脏、血制品、牛羊肉之类，那她们会因为饮食摄入不平衡，体内铁元素摄入匮乏而导致贫血。

由此我们可以看出胖瘦与贫血与否并没有对应关系。所以，胖妈妈们可不要认为自己"营养很好，不会贫血"哦。

4. 哪些孕妈妈是贫血的高危人群?

双胎或多胎孕妇孕期容易发生贫血,原因也很好理解。双胎或多胎妊娠时,为供给两个或多个胎儿生长,孕妈妈需要摄入更多的铁元素、叶酸和维生素 B_{12},如果还是按单胎的标准制定食谱,那营养摄入会相对不足,从而发生贫血,严重的会导致胎儿生长缓慢,甚至发生胎儿生长受限或胎儿水肿等可能。

另一类贫血的高危人群就是经产妇,特别是前次怀孕就曾经出现过贫血的孕妈妈。随着二胎政策的放开,越来越多的孕妈妈怀二胎宝宝了,那相对初产妇而言,二胎孕妈妈一是年龄偏大,甚至有不少超过 40 甚至 45 岁的,那这些孕妈妈相对于年轻人来讲,胃肠功能有一定程度的减退,影响了铁元素的吸收。另一方面,二胎孕妈妈既要兼顾大宝的成长和学业,还要兼顾家庭和事业,分给二宝的关注度会稍有下降,对孕期膳食营养重视不足,会导致摄入不足或不平衡,从而发生贫血。前次妊娠曾出现贫血的孕妈妈,体内铁摄入和维生素摄入相对不足,孕期对铁和维生素的需要量增加,摄入量与需求量的差距变大,如果不改变饮食习惯,再次妊娠时仍会面临贫血的困扰。

再有一类贫血的高危孕妇就是孕期反复阴道出血的孕妈妈。临床常见的就是胎盘低置或前置胎盘的孕妇。这类孕妈妈典型的临床症状是孕期多次、反复的无痛性出血。这类孕妈妈整个孕期会反复多次入院治疗,虽然多数孕妈妈每次出血不多,但累积起来,总出血量也不可忽视,失血会导致红细胞丢失,如若不能及时补充造血成分,便会出现贫血。

最后一类人群是孕期合并感染的孕妈妈,也容易出现血红蛋白的下降。感染可以源自不同的系统,孕期常见的有妊娠合并泌尿系统感染,上呼吸道感染,不洁饮食导致的肠炎,还有严重的宫内感染。感染严重时会出现血常规中红细胞、白细胞、血小板三个系统的下降。出现上诉症状的孕妈妈应该及时前往相应科室就诊,给予抗炎、对症、去除病因的治疗后,血常规中的三个系统会在感染控制后恢复正常。

二、贫血有哪些类型?

不同原因的贫血其特点是不同的,因此贫血有不同的分类。

1)按照贫血进展速度,可以分为急性和慢性贫血。

2)按红细胞形态,可以分为大细胞性贫血[平均红细胞体积(MCV)> 100fL]、正常细胞性贫血(MCV 为 80 ~ 100fL)和小细胞低色素性贫血(MCV < 80fL)。孕妈妈们最常见的缺铁性贫血属于小细胞低色素性贫血。

3)按血红蛋白浓度,可以分为轻度、中度、重度和极重度贫血。血红蛋白 91 ~ 110g/L 为轻度贫血,61 ~ 90g/L 为中度贫血,31 ~ 60g/L 为重度贫血,≤ 30g/L 为极重度贫血。孕妈妈们可以关注一下自己产检的血常规化验单,看看有没有贫血或者是什么程度。

4)按骨髓红系增生情况,可以分为增生不良性贫血(如再生障碍性贫血)和增生性贫血(除再生障碍性贫血以外的贫血)。

三、孕期最常见的贫血类型——缺铁性贫血

孕期最常见的贫血类型为缺铁性贫血,也就是小细胞低色素性贫血和巨幼红细胞性贫血。

1.缺铁性贫血的诊断

缺铁性贫血是体内用来合成血红蛋白的储存铁缺乏,使血红蛋白合成量减少而形成的一种小细胞低色素性贫血。据世界卫生组织调查,成年男性缺铁性贫血发病率为 10%,女性为 20%,而孕妇则为 40%。这么高的发病率足以让孕妈妈们引起重视了吧!

为什么孕妈妈们贫血的发生率比一般人高呢?我们就要从怀孕后血液系统的生理变化说起了。

孕妈妈怀孕期间血容量会比没怀孕的时候增加，血容量的增加在于适应增大的子宫及其增大的血管系统的需要。血容量从孕早期开始增加，孕中期增加最快，孕晚期增长速度减慢，至最后几周达平稳状态。每个孕妈妈具体血容量增加程度个体间差异较大，总的来说，与非孕期相比，血容量会增加 30% ～ 45%。

多发时期：孕中期、孕晚期。

多发人群：在孕中期、孕晚期，有 40% 的孕妈妈会出现不同程度的贫血，其中孕前就有贫血的孕妈妈和怀双胞胎的孕妈妈更为严重些。

身体发出的警示：轻度贫血，你可能会发现自己变得不再那么红润，特别是手指甲、下眼睑和嘴唇有些暗淡，缺乏血色。当贫血较为严重时，身体可能会感觉到疲倦、虚弱或眩晕。同时，会出现心跳加速、呼吸短促或很难集中注意力等现象。

发生原因：怀孕以后，随着孕周的增加，血容量也在逐渐地增加。妊娠晚期的血容量增加到共约 1300ml，血容量的增加需要大量的铁，再加上胎盘和胎宝宝的发育对于铁的需求增加，铁的需求量甚至达到孕前期的 2 倍。孕妈妈本身胃酸的减低影响了食物中铁的吸收，如果饮食上不能均衡地摄取所需要的铁，就会造成缺铁性贫血。

对孕妈妈和胎宝宝的影响：孕妈妈发生轻度贫血时胎宝宝受到的影响不大，因为铁是通过胎盘单向运转给胎宝宝的，即使在妈妈体内缺铁时也不能逆向运输，所以胎宝宝缺铁的程度不会太严重。

孕妈妈发生重度贫血时可能会引起严重的不良后果，如贫血性心脏病。因为贫血降低了机体抵抗力，孕妈妈在怀孕、分娩或者产后都容易发生并发症。这些并发症会直接危害妈妈自身和胎宝宝的身体健康，导致胎宝宝的发育迟缓，甚至会引起早产、死胎、新生儿体重过轻或贫血等症，也会影响孕妈妈产后的恢复，导致切口延期愈合甚至裂开，合并产褥感染等。急性大量产时产后出血如果没有及时给予足量输血，会发生一个可怕的并发症，就是"席汉综合征"，这是因为垂体缺血导致垂体分泌的包括促性激素在内的几种重要激素的减少，从而出现的一系列临床症状，如经量减少、闭经、性欲减退、毛发脱落、同房困难、嗜睡、畏寒、便秘、水肿等。

血容量增加包括血浆与红细胞的增加，血浆容量增加较早、较多，增长幅度与宝宝体重有密切关系，约为 1000ml。红细胞增加较晚、较少，约为 450ml。由于血浆较红细胞增加得多些，血液呈稀释状，所以孕期可能会出现生理性贫血，也就是说血液稀释导致的贫血。国外学者早在上世纪八十年代就发现，对正常妊娠骨髓检查，发现在孕 20 周（也就是怀孕 5 个月）后有红系增生，网织红细胞（可转化为红细胞）计数轻度增加，红细胞生成素增加 2 ~ 3 倍，也就是说从这个时候开始，红细胞生成开始增多。如果孕妇铁摄入未相应增加，那红细胞内铁元素缺乏，便会出现小细胞低色素性贫血。在孕足月的时候，红细胞总数由非孕期时的平均 4.2×10^{12}/L 下降为 3.6×10^{12}/L 左右，血红蛋白则由非孕期的平均约 130g/L 下降为 110g/L 左右，红细胞容积由 0.40 ~ 0.42 下降为 0.31 ~ 0.34。上述改变在孕妈妈产后复查，也就是产后 6 周的时候就可以恢复至非孕期的状态了。

铁是构成血红蛋白和肌红蛋白的原材料，参与氧的运输，在红细胞生长发育过程中构成细胞色素和含铁酶，参与能量代谢。孕周越大，胎儿发育越完全，需要的铁就越多。

最近，WHO 资料表明，50% 以上的孕妈妈合并贫血，其中缺铁性贫血最常见。缺铁性贫血是全球性营养缺乏病之一。我们已经学习了孕期血液系统的生理变化，由于小宝宝在宫内生长发育及妊娠期血容量增加，尤其是妊娠后半期，孕妈妈对铁的摄入不足或吸收不良易发生缺铁性贫血。

缺铁性贫血的孕妈妈身体免疫力差，时常觉得头晕乏力、心慌气短，并导致胎儿宫内缺氧，干扰胚胎的正常分化、发育和器官的形成，使小宝宝生长发育迟缓，甚至造成宝贝出生后贫血及智力发育障碍。

2.孕期贫血相关微量元素

（1）铁

铁是构成血红蛋白的主要成分，也是许多酶（如细胞色素氧化酶）的组成部分，在组织呼吸和生物氧化过程中起重要作用。正常人体内含铁量男性为 50mg/kg 左右，女性稍低，约为 35mg/kg。其中，约 2/3 是功能性铁，大部分存在于血红蛋白中，另外一些以肌蛋白及各种酶的形式存在；其他为储备性铁，与白蛋白结合储存于肝脏、网状内皮细胞和骨髓中。

1）铁的生理需要量

孕妈妈在孕期和分娩期共需铁约 1000mg，我国营养学会建议孕妇每日膳食中铁的供给量为 28mg，比非孕期妇女 18mg 增多 10mg。一般饮食中含铁量约为 10 ～ 12mg，而且胃肠道只能吸收 10% 左右，尽管妊娠后半期肠道对铁的吸收率由于需要可增加至 40%，但是，由于孕妈妈在非孕期因为挑食等原因，已有铁摄入不足，或由于其他原因所致贫血，因此孕期如不及时补充外源性铁剂，常不能满足日益增多的需要而致不同程度的贫血。

成人妇女体内储备铁约为 500mg，实际上极少孕妈妈能达到这个数值，WHO 把孕妇血液正常值下限定为：血红蛋白 110g/L，血细胞比容 33%，红细胞平均血红蛋白浓度 31%。

在妊娠初期血清铁稍有升高，以后则逐渐减少，至孕晚期约为初期的 1/2。

2）什么是铁蛋白？

铁蛋白是一种可以在大多数有机体内发现的蛋白质，主要作用是存储铁。可以通过系列血检报告的其中一部分确定它的值，以及人体含铁水平，因为体内的大部分铁都存储在铁蛋白中。

缺乏充足的铁，血液中红细胞就会因为缺少血红蛋白而不能够携带足够的氧气，血红蛋白需要铁帮助从肺部传输氧气到其他部位。没有绑定的铁是有毒的，所以它黏附在铁蛋白、骨髓、肝脏、骨骼、肌肉和脾脏里，有些铁是被血液携带，并且铁蛋白血清水平与人体总铁储藏量有关联。

铁蛋白血液检查前12小时不要服用任何铁营养补充剂，48小时前不要服用维生素 B_{12}。抽血最好是在早上进行，因为铁水平在白天会有变化，醒来后不久就会达到最高。

非孕期女性铁蛋白的正常值是 $12 \sim 150ng/mL$，男性是 $12 \sim 300ng/mL$。如果水平过低，即使是在正常值内，也可能存在铁缺乏问题。缺铁性贫血是铁蛋白水平低的一个常见原因，这种血检也是最敏感的血液测试。

铁蛋白水平低的原因还包括慢性出血，如月经大出血或肠道出血等，可由溃疡、结肠息肉或癌症，以及痔疮引起。此外，铁蛋白偏低的一个最常见原因是饮食缺乏铁。

身体所有的铁都来自食物。良好的饮食来源包括肉类、鱼、鸡蛋和绿叶蔬菜。出血后、青春期、怀孕和哺乳女性需要更多铁。健康男性饮食性缺铁性贫血现象较为罕见。

铁蛋白水平过高可能是炎症性疾病，如肝炎和肝硬化等肝脏疾病、感染、白血病或霍奇金病引起。饮食中含铁太多或过量消费铁补充剂也可以造成铁蛋白偏高。

铁蛋白水平非常高（超过 $1000ng/mL$）可能意味着患有血色沉着病。这种疾病患者的体内储存有大量铁，遗传或摧毁红细胞的特定贫血症是引起血色沉着病的主要原因。此外，地中海贫血、酗酒以及频繁输血也可以导致这种疾病。抽血是缓解血色沉着病的方法之一，能够降低铁水平。有些药物也可以用于清除多余的铁。

铁蛋白作为储备铁的血清铁蛋白数值的变化，与血清铁的变化过程类似，从怀孕4个月的时候开始下降，在孕晚期达到最低值。

因摄入不足，主张从怀孕4～5个月开始口服硫酸亚铁0.3g或富马酸亚铁 0.2g，每日 1 次。富含铁元素的食物有鸡蛋，瘦肉，猪肝，海带，绿色蔬菜（芹菜、油菜、苋菜等），干杏，樱桃。铁是人体必需的微量元素，是人体生成红细胞的主要原料之一，人的全身都需要它，孕妈妈更是如此。孕期缺铁会造成缺铁性贫血，不但可以使孕妈妈出现心慌气短、头晕乏力等症状，还容易在分娩时发生各种并发症。孕妈妈要为自己和宝宝在宫内及产后的造血做好充分的准备。

妊娠合并贫血对母体、胎儿和新生儿均会造成近期和远期影响，对母体可增加妊娠期高血压疾病、胎膜早破、产褥期感染和产后抑郁的发病风险；对胎儿和新生儿可增加胎儿生长受限、胎儿缺氧、羊水减少、死胎、死产、早产、新生儿窒息、新生儿缺血缺氧性脑病的发病风险。我国孕妇缺铁性贫血患病率为 19.1%，妊娠早、中、晚期缺铁性贫血患病率分别为 9.6%、19.8% 和 33.8%。母体铁储存耗尽时，胎儿铁储存也随之减少，补铁可以增加母体铁储存。

世界卫生组织推荐，妊娠期血红蛋白（Hb）浓度 < 110g/L 时，可诊断为妊娠合并贫血。根据 Hb 水平确定贫血程度，91 ～ 110g/L 为轻度贫血，61 ～ 90g/L 为中度贫血，31 ～ 60g/L 为重度贫血，≤ 30g/L 为极重度贫血。

3）铁缺乏的诊断

目前，医学界对于铁缺乏还没有统一的诊断标准。通常认为血清铁蛋白 < 20μg/L 可以诊断为铁缺乏。根据储存铁水平分为 3 期，①铁减少期：体内储存铁下降，血清铁蛋白 < 20μg/L，转铁蛋白饱和度及 Hb 正常。②缺铁性红细胞生成期：红细胞摄入铁降低，血清铁蛋白 < 20μg/L，转铁蛋白饱和度 < 15%，Hb 水平正常。③铁缺乏期：红细胞内 Hb 明显减少，Hb < 110g/L，血清铁蛋白 < 20μg/L，转铁蛋白饱和度 < 15%。在大多数医院的产前检查常规项目中并不包括铁蛋白的测定，不过孕妈妈有贫血时，很多产科大夫会开出"贫血系列"的检查，里面就包括铁蛋白的测定。

铁分为血红素铁和非血红素铁两种。血红素铁主要存在于动物血液、肌肉、肝脏等组织中；非血红素铁主要存在于各种粮食、蔬菜、坚果等食物中。

4）铁元素的最佳食物来源

铁主要存在于动物性食品，如动物肝脏、肉类和鱼类中，这种铁能够与血红蛋白直接结合，生物利用率很高。还有部分铁存在于植物性食品中，如深绿色蔬菜、黑木耳、黑米等，它必须经胃酸分解还原成亚铁离子才能被人体吸收，生物利用率低，并不是铁的最佳来源。

维生素C能够促进铁的吸收。所以补铁时宜多进食富含维生素C的新鲜蔬菜和水果，如菜心、西兰花、青椒、番茄、橙子、草莓、猕猴桃、鲜枣等。

提倡使用铁锅、铁铲烹调食品，这样可以使脱落下来的铁分子与食物结合，增加铁的摄入及吸收率。另外，在用铁锅炒菜时，可适当加些醋，使铁成为二价铁，促进铁的吸收利用。

牛奶中的磷和钙会与体内的铁结合成不溶性的含铁化合物，影响铁的吸收。因此，服用补铁剂的同时不宜喝牛奶。另外，浓茶和咖啡也会影响铁元素的吸收。

孕妇奶粉是根据孕期特殊的生理需要而特别配制的，能全面满足孕期的营养需求，比鲜奶更适合孕妇使用。喝孕妇奶粉要根据具体情况对待。孕妈妈如果存在缺铁、缺钙等营养缺乏问题，可以着重选择相应营养含量较多的奶粉，如孕期贫血，可以选择补铁奶粉。

（2）维生素 B_{12}

维生素 B_{12} 是人体三大造血原料之一，是唯一含有金属元素钴的维生素，故又称为钴胺酸。

维生素 B_{12} 除了参与造血功能外，还能增加人体的精力，使神经系统保持健康状态，具有消除疲劳、恐惧、气馁等不良情绪的作用。

维生素 B_{12} 缺乏会导致人体肝功能和消化功能出血障碍，孕妈妈缺失维生素 B_{12} 会产生疲劳、精神抑郁、抵抗力降低、记忆力衰退等症状，导致贫血症，还会引起食欲缺乏、恶心、体重减轻，严重影响胎儿的成长。

孕妈妈维生素 B_{12} 每日摄入量宜为 $2.6\mu g$。膳食中的维生素 B_{12} 只存在于动物性食物，如肉类和肉制品、动物内脏、鱼、贝壳类、蛋类中，乳类及乳制品中也含有大量维生素 B_{12}。发酵食品中只含有少量维生素 B_{12}，植物性食品中基本不含维生素 B_{12}。

维生素 B_{12} 很难直接被人体吸收，和叶酸、钙元素一起摄取有助维生素 B_{12} 吸收，维生素 B_{12} 缺乏者不宜大量摄入维生素 C。

四、如何补铁？

女性怀孕后，由于宝宝的生长发育和孕妈妈自身准备的需要，必须从膳食中得到足够的营养物质。如果孕期膳食中的营养供给不足，胎宝宝就会直接吸收母体内储存的营养，导致母体的铁营养缺乏，影响孕妈妈的身体健康。一些调查研究显示，孕妈妈缺铁也是造成产后抑郁的原因之一。孕妈妈如果患有缺铁性贫血可能会出现早产，或增加胎死宫内和新生儿死亡等风险。此外，还会影响到胎宝宝的免疫系统的发育。因此孕妈妈由于营养不良而造成缺铁，不仅危害自身的健康，也影响胎宝宝的健康。

铁的每日需求量：孕妈妈在整个妊娠期都需要大量的铁，孕早期每天 15 毫克，孕中期每天 25 毫克，孕晚期每天 35 毫克，哺乳期每天 30 毫克左右。

补铁方案如下：

1. 从食物中补充铁

食物中的铁有两种形式——血红素铁和非血红素铁。血红素铁是与血红蛋白及肌红蛋白中的卟啉结合的铁；非血红素铁是指含于蛋白质或蛋白质复合体中血红素形态以外的铁离子。我们的身体对于血红素铁的吸收率较高，它主要存在于动物组织，如牛肉、瘦猪肉、肝、蛋黄等中。非血红素铁基本由铁盐组成，主要存在于植物性食物，如谷类、豆类、水果、蔬菜中，占膳食中铁含量的绝大部分，但吸收率较低。在主食中，面食含铁一般比大米多，吸收率也高于大米，应鼓励孕妈妈多吃面食，如面条、面包等。

2. 多吃有助于铁吸收的物质

膳食中增加富含维生素 C 的食物可以增加铁的吸收。水果和蔬菜中所含的维生素 C 可以促进铁在肠道的吸收。因此，在吃富含铁食物的同时，最好一同多吃一些水果和蔬菜，可以更好地补铁。

食物中的有机酸，如乳酸、苹果酸、柠檬酸、琥珀酸、氨基酸有助于铁的吸收，有机酸一般来源于蔬菜、水果和发酵制品（如酸奶）。

存在于肉中的一些因子也可以促进铁的吸收，而全谷类和豆类组成的膳食，因其铁的吸收不良，所以在膳食中添加少量的肉、鱼和禽类的食物，就可以增加铁元素的吸收。

多用铁炊具烹调饭菜。烹饪时尽量使用铁锅、铁铲，这些传统的炊具在烹制食物时会产生一些小碎铁屑溶解于食物中，形成可溶性铁盐，容易促进肠道吸收铁。

五、产后新妈妈应该继续补铁

跟怀孕期间相比，产后 6 周也就是产后 42 天内母体对铁的需求量通常呈下降趋势。这一时期也是妊娠期和分娩期丢失铁的恢复时期。虽然新妈妈的储存铁中仅极少量会被排至乳汁中，但妊娠期贫血仍是产后贫血的预测指征，因为妊娠期贫血将导致产后数个月新妈妈体内的铁储存量维持在一个很低的水平，尤其是分娩期经历了产时或产后大量出血的妈妈。目前全世界范围内的关于母体产后贫血发病率的数据十分有限，在高收入国家中产后贫血发生率在 10%～30%，在中低收入国家的发病率应该会更高。

产后铁缺乏和贫血的后果可以很严重，并对妈妈和宝宝造成远期的健康损害。分娩期储存铁较少的妈妈在产后极易发生疲劳、认知改变和产后抑郁，而妈妈这种不良的情绪和认知功能改变，可以影响她和宝宝的亲子关系，可能会对宝宝的行为和成长造成不良的影响。如果产后储存铁不能及时恢复，不良影响将持续至下一次妊娠，尤其是在一些贫血高发、膳食铁含量低、间隔怀孕周期短于 18 周的地区。

近期，WHO 针对产后的新妈妈们补铁发布了一份新的指南，建议在妊娠期贫血被视为公共健康问题的地区，产后的新妈妈要继续服用口服铁剂 6～12 个月，可单独服用或联合叶酸服用，以降低贫血的发生风险。

WHO 认为，在一个地区，妊娠期贫血发病率在 20% 或更高水平，可视为中度公共健康问题，并提出：

1）该建议适合于所有产后女性，不管是否哺乳。

2）为了补铁的方便和护理的持续性，产后补铁应在宝宝出生后尽早开始，补铁方案（如剂量、每日服用或每周服用）可沿用怀孕期间的补铁方案，或用月经期女性补铁方案。

3）新晋妈妈应接受关于为什么以及如何进行铁和叶酸补充的咨询，并被告知相应的副作用和服用时的注意事项（如应餐中服用或在睡前服用）。

4）一旦月经周期恢复，补铁方案应参照月经期女性铁剂和叶酸补充的指南。

5）对于临床上已经确诊为贫血的妈妈，产后补铁方案可根据当地的贫血治疗方案进行，或参照 WHO 的补铁剂量（每日 120mg 元素铁联合 400μg 的叶酸），直到血红蛋白含量恢复正常。

6）在疟疾流行地区，铁剂和叶酸的补充应和疟疾的预防、诊治相结合。在使用磺胺嘧啶地区，应避免同时使用叶酸，因为叶酸会干扰磺胺嘧啶的疗效。

7）一个理想的铁剂和叶酸的补充方案应作为产后护理计划的一部分，产后随访时应进行贫血筛查，应采取干预措施来控制和预防产后贫血，对于严重贫血有转诊制度。

8）口服铁剂可用胶囊或片剂。补充剂的生产过程中严格的质量控制十分重要，生产、打包和存储过程应在一个可控的无污染的环境中进行。

9）铁补充剂是用各种各样的含铁化合物制备的，主要是亚铁复合物（如葡萄糖酸亚铁、富马酸亚铁、硫酸亚铁），亚铁比三价铁更易吸收。WHO 基本药物目录已指定铁补充剂应该含有亚铁盐。

10）新晋妈妈应当遵守一个健康平衡的膳食计划，适当进食肉类、鱼类、禽类和豆制品，或参考相应哺乳期健康饮食指南。

世界卫生组织还建议，健康的孕妈妈也应该每日补充口服铁剂和叶酸，可以降低妊娠期贫血、铁缺乏的风险；在妊娠期贫血发生率在20%以下的地区，未发生贫血的孕妈妈可选择间断性补充铁和叶酸，以预防贫血和改善妊娠结局；在育龄期非孕期女性的贫血发生率在20%及以上的地区，月经期间可间断性补充铁和叶酸，以提高血红蛋白水平，降低贫血发生风险。

六、如何缓解和改善缺铁性贫血症状？

1. 保证营养的均衡摄取

要保持健康的身体，保证孕妈妈和胎宝宝两人的营养需求，就必须要摄取丰富充足的营养。由于一种食物中不可能包含所有的营养物质，为了避免造成营养失衡，加重贫血症状，孕妈妈的每顿饭最好吃到不同种类的食物。营养专家提出了普通人每天保证食用以下4类食物的标准，孕妈妈可以在此基础上酌情添加。

第一类：奶及奶制品 250g，蛋 50g。

第二类：鱼类、贝类和肉类 100g，豆及豆制品 80g。

第三类：蔬菜 300g，薯类 100g，水果 200g。

第四类：谷物 180g，砂糖 20g，油脂类 20g。

2. 六种最有效的补血食材

（1）动物肝脏

动物肝脏是孕期养血、明目的上品。它含有丰富的铁、磷，是造血不可缺少的原料，其中富含的蛋白质、卵磷脂和微量元素，又可帮助缓解孕期疲劳。

（2）菠菜

菠菜含有丰富的铁和胡萝卜素，是众所周知的补铁补血佳品。

（3）红枣

红枣含有丰富的维生素、环磷酸腺苷、果糖和各种氨基酸，现代药理证明，环磷酸腺苷能调节人体的新陈代谢，促使新细胞快速生成、死细胞很快被消除，并能增强骨髓的造血功能，增加血液中红细胞的含量。

每天煮粥时放几粒枣，坚持服用，有很好的预防和治疗贫血的作用。孕妈妈还可以变化口味，红糖炖红枣和枸杞子红枣小米粥都是不错的选择。

（4）胡萝卜

胡萝卜含有维生素 C 和 B 族维生素，同时又含有一种特别的营养素——胡萝卜素。胡萝卜素对补血极为有益，胡萝卜汤是很好的补血汤饮，还可以用胡萝卜榨汁，加入蜂蜜当饮料喝。

（5）南瓜

南瓜含有丰富的维生素 A、B 族维生素、维生素 C 及矿物质，人体必需的 8 种氨基酸和胎宝宝必需的组氨酸，可溶性纤维、叶黄素和磷、钙、镁、铁、锌、硅等微量元素，这些物质对维持机体的生理功能有重要的作用。另外，最近还发现南瓜中有一种"钴"的成分，有非常好的补血作用。

（6）葡萄

葡萄含有大量葡萄糖，对心肌有营养作用，由于钙、镁、铁的含量相对较高，并含有多种维生素和氨基酸，是孕期的滋补佳品，可补气血，暖肾，对贫血有很好的疗效，对神经衰弱和过度疲劳有较好的滋补作用。

3. 如何促进铁被身体吸收？

被人体吸收的铁分为血红素铁和非血红素铁两类。包含在动物肝脏、肉类、鱼类等动物性食物中的铁叫血红素铁；包含在豆类、谷类、海藻、蛋、奶酪、蔬菜等食物中的铁叫非血红素铁。与血红素铁相比，非血红素铁在体内的吸收率较低，如牛肉所含铁的吸收率为 20%，而大豆所含铁的吸收率仅为 7%，菠菜为 1%。要提高非血红素铁的吸收率，最好能与含血红素铁的食物一起食用。

当然，就算是缺铁性贫血患者，也不主张少吃植物性的食物而大量进食肉类，这样可能会有助于贫血的治疗，但是肯定也会带来其他的健康问题，如与高能量、高脂肪有关的高血压、高血脂、冠心病等慢性疾病。所以，缺铁性贫血患者的饮食策略是：在保持膳食平衡（以植物性食物为主，动物性食物为辅）的基础上，适当地增加肉类（包括动物肝脏和血液制品）摄入。比较可取的措施如下：

减少草酸的摄入，尽量少吃富含草酸的食物。

不要喝茶喝咖啡，尤其是在进餐时或进餐刚刚结束后。

补充维生素 C，最好和饭一起吃。

肉菜搭配食用。

适当增加有酸味的水果摄入。

服用适量钙片。

4. 影响非血红素铁吸收的因素

（1）草酸盐

某些蔬菜中的草酸盐在肠道可以与铁结合形成不溶性盐，从而影响铁的吸收，所以缺铁性贫血患者应该注意减少草酸的摄入。最常见且草酸含量较高的蔬菜是菠菜，每 100 克菠菜中草酸含量为 606 毫克，不但会干扰菠菜中铁的吸收，而且会干扰其他食物中铁的吸收。

（2）膳食纤维

膳食纤维是指存在于植物性食物中无法被人体吸收的很多种糖类物质，主要包括纤维素、半纤维素、果胶。膳食纤维具有多种生理功能，如促进排便、降低胆固醇等，但它具有阳离子结合作用，能与阳离子铁结合而干扰其吸收。膳食纤维的主要来源有粮食，尤其是杂粮、豆类、蔬菜和水果。

（3）补钙

膳食中的钙可以去除干扰铁吸收的植酸磷酸和草酸根，改善铁的吸收，但是大量的钙不仅无助于铁的吸收，还可以降低铁的吸收，因为钙和铁在小肠的吸收会相互竞争。钙是常量元素，每天摄入 10 ～ 20 毫克，所以铁的吸收更容易受钙抑制。

5. 日常生活中补充治疗缺铁性贫血的方法

（1）补充维生素 C

有研究表明，不服用铁剂，仅仅服用维生素 C 就可以较好地治疗轻度到中度的贫血。但在生活和临床工作中，人们都是将维生素 C 和铁剂一起应用的。新鲜的蔬菜和水果含有较为丰富的维生素 C，但是蔬菜一般都是加热后食用，造成了一部分维生素 C 的破坏和流失，此外蔬菜中有干扰非血红素铁吸收的草酸和植酸。所以就补充维生素 C 而言，水果比蔬菜更加稳定可靠。

（2）加铁酱油

为了对铁缺乏和贫血进行治疗，我国卫生部于 2003 年启动了"铁强化酱油控制和干预我国铁缺乏和贫血"的项目。传统的酱油（即酿造酱油）是以大豆为主，小麦粉、麸皮等原料蒸煮，接种曲霉发酵而成的。蛋白质被分解成了氨基酸和核苷酸，所以有特殊的香味。与普通酱油不同，加铁酱油添加了 EDTA 钠铁。通过口服途径进入人体的 EDTA 钠铁在肠道内分解成生物可利用的铁。EDTA 钠铁的特点是安全无害，不影响其他矿物质的吸收；高效的吸收利用率，改善缺铁效果明显，且不受植酸的影响；具有较好的溶解性，在酱油中不会产生沉淀；很高的化学稳定性，高温烹制也不会破坏其稳定性；没有胃肠道的刺激，食用后不会产生不良的胃肠反应。

（3）蛋白质

蛋白质是生命的基础，没有蛋白质就没有生命，我们身体的各个部位都是由蛋白质组成。几乎所有类型的贫血都需要保证有足够的蛋白质摄入。一方面，蛋白质是构成血红蛋白的重要部分；另一方面，蛋白质与铁在体内的代谢有关。铁离子通过血清转运蛋白运载至骨髓参与造血，多余的铁离子则以铁蛋白形式储存起来。因此缺铁性贫血患者尤其应该注意蛋白质的摄入。

6. 看看传统中医如何认识贫血

《张氏医通》云："人之虚，非气即血，五脏六腑莫能外焉。而血之

源头在乎肾，气之源头在于脾。"人体都是由物质构成，两千年前的《内经》
云："五谷入于胃也，其糟粕、津液、宗气分为三隧……营气者，泌其津
液，注之于脉，化其为血。"

饮食养生方法

养生的药材有当归、熟地黄、白芍、阿胶、龙眼肉、何首乌、人
参、黄芪、大枣、鹿茸、冬虫夏草、枸杞子、桑葚、黑芝麻等。

1) 桑葚 50g，枸杞子 20g。水煎服。

2) 黄芪 50g，大枣 10 枚，当归 9g，枸杞子 9g。水煎服。

3) 生地 30g，麦冬 12g，枸杞子 12g，先煎汤，再煮鸡、鸭血汤，
放调料，用于缺铁性贫血阴虚者。

七、特殊类型的贫血

1. 巨幼红细胞性贫血

除了铁元素外，孕妈妈妊娠期间对叶酸及维生素 B_{12} 的需求量也增
加。但是常常因为怀孕后恶心、呕吐、食欲下降，导致孕前或孕中期营
养不良，维生素 B_{12} 或叶酸摄入量不足，这样就给 DNA 的合成造成了障
碍，体内多种组织均因此受到影响，其中以造血组织受到的影响最为严重。

巨幼红细胞性贫血就是由于脱氧核苷酸合成障碍所引起的一组贫
血，主要是体内缺乏维生素 B_{12} 或叶酸所致，也可因遗传性或药物所导致
的 DNA 合成障碍，导致细胞生长发育的不平衡，出现核幼浆老、胞体巨
大的血细胞。

巨幼红细胞性贫血也叫营养性大细胞贫血，因饮食中长期缺乏叶酸
所致者比缺乏维生素 B_{12} 所致者更为常见。这种贫血在我国北方，特别是
山西、陕西等地较为常见。患者大多以谷类食物为主，在日常生活中缺
乏肉类、蛋、乳、新鲜蔬菜和水果的摄入。另外，肝病患者和糙皮病患
者有时也会发生叶酸的缺乏，发生巨幼红细胞性贫血。肝病患者叶酸缺

乏除与营养不良有关外，与肝内叶酸存储的减少也有关系。

正常人如果缺乏叶酸，15～18 周就会发生贫血。巨幼红细胞性贫血常发生在妊娠晚期，约 50% 发生于孕 31 周以后，生二胎的妈妈更常见。怀多胎的宝妈发病率高于怀单胎的宝妈。曾经得过巨幼红细胞性贫血的宝妈在下次怀孕时，疾病复发的概率是 25%。巨幼红细胞性贫血起病急，多为中重度贫血，表现为头昏、乏力、全身水肿、心悸、气短、皮肤黏膜苍白、舌炎、舌乳头萎缩、舌面光滑。维生素 B_{12} 缺乏可导致周围神经炎，表现为乏力、手脚麻木、感觉障碍等。实验室检查可以发现血清叶酸含量低于 6.8nmol/L（3ng/ml），红细胞叶酸含量低于 227nmol/L（100ng/ml），血清维生素 B_{12} 含量低于 90pg/ml。

治疗妊娠合并巨幼红细胞性贫血首先要改善饮食结构，改变不良饮食习惯，积极治疗原发疾病。另外要补充叶酸、维生素 B_{12}。叶酸常用量是每天口服 10mg，治疗后 4～7 天网织红细胞数量明显增加，同时白细胞及血小板减少的现象也可迅速纠正，但有时血红蛋白浓度和血细胞比积增加不明显。妊娠期严重的巨幼红细胞贫血伴有血容量减少，但是叶酸治疗后不久，血容量迅速增加，因此即使血红蛋白量增加也不能准确地反映出增加血红蛋白的总量。因常同时缺铁，补充铁剂后使血红蛋白合成更快，一般于产后 2 周或症状消失后可停止治疗。若不能明确是叶酸缺乏还是因缺少内生性因子而引起维生素 B_{12} 缺乏时，治疗时则可两药合用。

由于妊娠期维生素 B_{12} 运载蛋白浓度下降，因此维生素 B_{12} 浓度低于非孕期，应予以补充。维生素 B_{12} 100μg，肌内注射，1 次 /d，共 2 周，后改为每周 2 次，直至血红蛋白恢复正常。有神经系统症状者，单独用叶酸有可能使神经系统症状加重，应引起注意。对有胃全部切除的妇女，应肌注维生素 B_{12} 1000μg，隔月 1 次。胃部分切除患者在孕期应检测维生素 B_{12} 水平。

正常宝宝出生时，血清和红细胞内的叶酸高于母体的叶酸浓度，以后逐渐降低，到出生后 8～12 周时达到最低水平。巨幼细胞性贫血患儿大多出现在出生后 2～17 个月。早产儿和出生时体重较轻的婴儿，由于生长较快或感染的机会较多，血液中叶酸浓度的降低更为显著。婴儿每天叶酸所需量为 20～50μg，比成人的需求量高。牛乳中所含叶酸较为丰富，故用人乳或新鲜的牛乳喂养婴儿较为适当。奶粉中的叶酸已经破坏。羊乳中的叶酸含量较低，因此用羊乳哺育婴儿，如果不另外补充其他食品或叶酸，容易发生巨幼细胞性贫血。这种贫血称为"山羊乳贫血"，我国西北地区就有这种病例。

2. 地中海贫血

地中海贫血又称海洋性贫血，是一组遗传性小细胞性溶血性贫血。其共同特点是，由于珠蛋白基因的缺陷使血红蛋白中的珠蛋白肽链有一种或几种合成减少或不能合成，导致血红蛋白的组成成分改变。本组疾病的临床症状轻重不一，大多表现为慢性进行性溶血性贫血。本病于 1925 年由 Cooley 和 Lee 首先描述，最早发现于地中海区域，当时称为地中海贫血，国外称海洋性贫血。实际上本病遍布世界各地，以地中海地区、中非洲、亚洲南太平洋地区发病较多。在中国以广东、广西、贵州、四川为多。若夫妻为同型地中海型贫血的携带者，每次怀孕，其子女有 1/4 的机会为正常，1/2 的机会为携带者，另 1/4 的机会为重型地中海型贫血。开展人群普查和遗传咨询、作好婚前指导以避免地中海型贫血基因携带者之间联姻，对预防本病有重要意义。若夫妻均为携带者，每胎怀孕第 12 周以后即应抽取胎儿绒毛进行检查，若确定为地中海型贫血重型胎儿即可予人工流产，以免将来给家庭和社会带来负担。

地中海贫血的发生与体内的铁无关。它是遗传性的血液疾病，表现为红细胞寿命比正常人短。

轻度地中海贫血通常没有明显症状，也并不需要输血治疗。所以，轻度地中海贫血患者日常需要的是普通合理饮食，保证铁的正常摄入即可，而不需要去限制铁。需要注意的一点是，地中海贫血和缺铁性贫血可能同时发生。没有输过血的地中海贫血患者，饮食中去掉了含铁丰富的食物，那么他们很可能会成为缺铁性贫血的高危人群。

中度或重度地中海贫血患者的治疗：

（1）一般治疗。注意休息和营养，积极预防感染。适当补充叶酸和维生素 E。

（2）输血和去铁治疗。此法在目前仍是重要治疗方法之一。

红细胞输注：少量输注法仅适用于中间型 α 和 β 地中海贫血，不主张用于重型 β 地中海型贫血。对于重型 β 地中海型贫血，应从早期开始给予中、高量输血，但因为他们往往需要反复输血治疗，经常性的输血容易导致铁过量（超载），对心、肺、肝等器官会造成一定的损害，就需要用铁螯合剂去治疗。然而，很多医院并不一定有铁螯合剂，这样问题就大了。所以，反复输血的地中海贫血患者，应注意控制饮食中的铁不要过量，一般保持正常饮食，或适当限制铁含量丰富的食物。

3. 再生障碍性贫血

再生障碍性贫血，简称再障，是一种物理、化学、生物或不明因素作用使骨髓造血干细胞和骨髓微环境严重受损，造成骨髓造血功能减低或衰竭的疾病，以全血细胞减少为主要表现的一组综合征。再生性障碍性贫血非常罕见，据国内 21 省（市）自治区的调查，年发病率为 0.74/10 万人口，明显低于白血病的发病率。其中，慢性再障发病率为 0.60/10 万人口，急性再障为 0.14/10 万人口。各年龄组均可发病，但以青壮年多见，男性发病率略高于女性。

再生障碍性贫血的患者血常规检查提示全血细胞减少，贫血属正常细胞型，亦可呈轻度大红细胞。红细胞轻度大小不一，但无明显畸形及多染现象，一般无幼红细胞出现。网织红细胞显著减少。少数病例早期可仅有一系或二系细胞减少，贫血较重，以重度贫血（Hb 31 ~ 60g/L）

为主，多为正细胞正色素性贫血，少数为轻、中度大细胞性贫血。红细胞形态无明显异常，网织红细胞绝对值减少，急性再障网织红细胞比例小于1%。中性粒细胞、嗜酸性粒细胞、单核细胞、淋巴细胞绝对值减少，其中中性粒细胞减少尤为明显。血小板不仅数量少，而且形态较小，可致出血时间延长，血管脆性增加，血块回缩不良。

明确检查需要进行骨髓穿刺，急性型骨髓象呈多部位增生减低或重度减低，三系造血细胞明显减少，尤其是巨核细胞和幼红细胞，非造血细胞增多，尤以淋巴细胞增多明显。慢性型不同部位穿刺所得骨髓象很不一致，可从增生不良到增生象，但至少要有一个部位增生不良，如增生良好，晚幼红细胞（碳核）比例常增多，其核不规则分叶状，呈现脱核障碍，但巨核细胞明显减少。骨髓涂片肉眼观察油滴增多，骨髓小粒镜检非造血细胞和脂肪细胞增多，一般在60%以上。再生障碍性贫血的病人能否怀孕，须听从血液科医生的专业意见。

怀孕后才诊断为再生障碍性贫血的孕妈妈应避免继续使用可能引起骨髓损害或抑制的化学品、放射性物质和药物接触。饮食方面注意营养，少食辛辣助热食物，不饮烈性酒，以避免血管扩张引起的出血。重症患者注意卧床休息，病轻者多注意休息，同时进行必要的室外活动。注意个人和周围环境卫生，饭前饭后漱口，保持皮肤清洁，洗澡时擦洗皮肤不宜过重，以避免引起皮下出血。预防感冒，不去人员过多的地方，避免交叉感染。尽量选择综合医院进行分娩。

4. 恶性贫血

恶性贫血起病缓慢。症状开始出现时患者多年逾40岁，30岁以下患者罕见。临床表现主要包括贫血、胃肠道症状及神经系统症状。随着二胎政策的放开，孕妈妈年龄增大，虽然恶性贫血发病率低，但临床上也不完全除外这种可能性。

恶性贫血是因胃黏膜萎缩、胃液中缺乏内因子，使维生素 B_{12} 吸收出现障碍而发生的巨幼细胞贫血。发病与种族和遗传有关，多见于北欧斯堪的纳维亚人、英格兰人和爱尔兰人，南欧、亚洲及非洲人中均很少见，国内曾有少数报道。90%左右的患者血清中有壁细胞抗体，60%的患者血清及胃液中找到内因子抗体，部分患者可出现甲状腺抗体。有的学者认为恶性贫血是一种自身免疫性疾病。恶性贫血的发生是遗传和自身免疫等因素相互作用的结果。也有人认为，这些抗胃壁细胞的抗体仅是不明原因引起胃黏膜破坏后对释放的抗原的附带现象。恶性贫血可见于甲状腺功能亢进、慢性淋巴细胞性甲状腺炎、类风湿关节炎等疾病。恶性贫血的治疗为补充维生素 B_{12}，需要终生维持治疗。

恶性贫血的临床症状有：

（1）贫血。表现为软弱无力，体重减轻，面色苍白，皮肤及巩膜常有轻度黄疸。体力活动时常见头晕、耳鸣、气急、心跳、脉搏加快。

（2）胃肠道症状。舌痛或灼烧感是常见的症状，最早出现在舌尖及边缘，有时可以满口及咽部疼痛，吞咽时有灼烧感。这种症状可以在贫血出现前数月甚至数年前已经存在，可以间歇发作。大多舌光无苔，乳头消失，舌质绛红如同瘦牛肉，偶见浅表白色溃疡。食欲不振，上腹部有不适感，腹泻较为多见。

（3）神经系统症状。约70%～95%患者迟早会出现神经系统症状。感觉异常，常见手足麻木、刺痛感，下肢较重，下肢震颤和位置感觉降低或消失，大拇指和食指的动作位置不能被感知，运动方面可见步履不稳、行走困难，在黑暗处尤为明显。如果累及末梢神经则可见肌肉软弱、松弛。最严重时可以发生瘫痪，大小便失禁。腱反射亢进或者消失，闭眼倾跌征明显。精神症状，妄想狂，烦躁不安或抑郁等表现，记忆力和智力减退，性功能减退。

（4）其他症状。皮肤可有色素沉着。血小板减少时，皮肤和黏膜可以出现少数的出血点，贫血较为严重时常有眼底的出血。少数病人可有轻度的肝、脾肿大。

八、补血食谱

1. 熘肝尖

材料：鲜猪肝300克，柿子椒、黑木耳、胡萝卜片、黄瓜片各适量，葱末、姜末、蒜皮。

做法：

（1）葱姜切末，木耳掰成小朵，青椒、胡萝卜切片，猪肝切薄片，胡萝卜用开水焯过备用。

（2）切好的猪肝在开水中焯一下，猪肝变色后捞出。

（3）起油锅，油热后，爆香葱姜末，依次加入胡萝卜、青椒和黑木耳大火翻炒两分钟，烹入料酒、生抽、糖、醋拌匀。

（4）加入焯水的猪肝大火翻炒一分钟，调入适量盐和味精调味，淋入勾好的薄芡，待汤汁黏稠即可关火。

技巧：

（1）新鲜的猪肝不要直接烹饪，用清水冲洗并在水中充分浸泡后，才可食用；

（2）猪肝在炒的过程中要彻底变成灰褐色，看不到血丝才好，不要吃太嫩的猪肝。

营养分析：这道菜血红素铁含量高，有助于预防或治疗孕期贫血。猪肝富含维生素 A，有明目、消除疲劳的作用。

2. 红白豆腐

材料：豆腐三两，猪血二两，火腿、油菜各少许，味素、淀粉、香菜适量。

做法：

（1）把豆腐和猪血都切成小四方丁用开水烫一下。

（2）锅内放油，油热后用酱油炸锅；添上三勺汤，加上火腿片、油菜段和适量盐。

（3）汤烧开后放入豆腐和猪血，再烧开后用淀粉勾汁出锅，撒上点香菜、味素即成。

营养分析：猪血味咸性平、无毒，有生血、解毒的功效。豆腐富含大豆蛋白和卵磷脂，能保护血管，降低血脂，降低乳腺癌的发病率，同时有利于胎儿的神经、血管、大脑的发育。

3. 红枣黑豆鲤鱼汤

材料：鲤鱼1条（约500克），红枣10粒，黑豆20g，盐1茶匙（5克），姜1小块。

做法：

（1）将鲤鱼去鳞、去鳃、去内脏（一般这些在买鱼时可以让卖主代为处理），洗净后控干水分，并用纸巾将鱼身彻底擦干。

（2）锅中不放油，把黑豆放入锅中，用小火炒至豆壳裂开，然后再洗净，并沥干水分备用。

（3）在不粘锅中倒入油，大火加热至7成热时，放入鲤鱼煎至双面金黄后捞出。

（4）将煎过的鲤鱼放入汤锅中，一次性加入开水，然后加入黑豆、红枣和去皮切片的姜片，大火煮沸后盖上盖子，转小火煲1小时。

（5）食用前放入盐调味即可。

营养分析：鲤鱼的营养价值很高，含有极为丰富的蛋白质；红枣味甘，性平，具有补益脾胃、养血安神的作用；黑豆蛋白含量高、热量低，具有利水、消肿、下气、治风热、活血解毒的功效。三者搭配对于体虚、四肢水肿的孕妈妈来说是一道食疗佳品。

第七章
双胎妊娠

近年来，随着现代助孕技术以及促排卵药物的应用，双胎妊娠发生率明显增高。好多孕妈妈羡慕怀双胎的孕妈咪，殊不知双胎的风险要比单胎大很多！双胎妊娠给孕妇及家庭带来了惊喜，也带来了风险与压力。双胎妊娠有着与之俱来的心理、社会和经济问题，而且孕期和产后并发症和合并症的发生率也明显高于单胎妊娠。此外，双胎妊娠小宝宝的病死率比单胎高 3 倍，因此，双胎妊娠属高危妊娠，整个孕期都要加强监护。

双胎妊娠很多并发症的发生都和孕期营养及生活方式有一定的关系，因此，双胎妊娠孕妈妈的个体化营养指导及监测对于保证孕妈妈和小宝宝的健康非常重要。

一、双胎妊娠容易出现哪些危险？

1. 早产

大家知道瓜熟蒂落，通俗讲早产就是没到该生的日子提前分娩了，也就是瓜没熟就落地了。可能很多孕妈妈都知道，妊娠满 37 周才能说是足月，但是大约 50% 的双胎妊娠都是在 37 周前分娩的。

（1）早产有哪些高危因素？

双胎妊娠早产分为治疗性早产和自发性早产。

治疗性早产就是妊娠期间发生了严重的并发症，如妊娠期高血压疾病、胎儿宫内窘迫、胎儿生长受限、两胎儿生长不一致、胎盘早剥等，如果妊娠再继续，孕妈妈和胎宝宝就会有危险，不得已医生建议终止妊娠。

自发性早产是因孕妈妈妊娠期间有阴道炎、尿路感染、宫颈缩短、过胖、既往有早产史等导致宫缩而引起早产。另外，劳累，精神紧张，体重增长过快，剧烈活动（爬山、逛街、快步走或提重物等），子宫张力过大，也是双胎发生早产的可能诱因。

（2）早产如何预防？

对于早产的预防，可能很多孕妈妈首先会想到卧床休息、吃保胎药。但是，目前医学界并没有足够的证据表明卧床休息可以降低早产的发生率，也不能肯定使用黄体酮或宫颈环扎可以有效地预防双胎早产的发生。大多数学者认为，降低双胎自发性早产的发生率很困难。

（3）双胎孕妈妈产检时的注意事项

产检时产科医生检测子宫增大的幅度——子宫底的高度，发现子宫增长过快的孕妈妈，应建议其进行合理的营养膳食，避免因为进食过多淀粉类食物引起胎儿生长过快，导致早产发生。

2. 贫血

（1）双胎妊娠为什么容易发生贫血？

双胎妊娠时，孕妈妈为供给两个胎儿生长发育所需，从母体中摄取的铁、叶酸等营养物质的量就更多，更容易引起缺铁性贫血和巨幼细胞性贫血。另外，双胎妊娠的血容量平均增加 50% ～ 60%，较单胎妊娠多增加 10%，致使血浆稀释、血红蛋白和血细胞比容低，贫血发生率高，贫血程度严重，常常使胎儿发育较小。如果贫血不及时纠正，孕妈妈易发生贫血性心脏病。双胎妊娠一经确诊，应尽早补充铁质和叶酸，以及多种维生素、微量元素，增加蛋白质的摄入量，保证孕妈妈及宝宝的营养供应。贫血严重的应住院治疗，少量多次输血可短时间内纠正贫血。

（2）贫血有哪些危害？

妊娠期贫血不仅会引起孕妈妈多个系统损害，而且会引起胎儿生长发育受限，还增加产后出血、产褥感染、产后抑郁症等疾病的发生风险，对孕妈妈及宝宝造成不同程度的影响（详见贫血章节）。

3.妊娠期高血压疾病

双胎妊娠的妊娠期高血压疾病发生率较单胎妊娠高 3～4 倍，而且发病的孕周较早，病情更严重。妊娠期高血压疾病的介绍和饮食调整详见妊娠期高血压疾病这一章。

4.妊娠期胆汁淤积综合征（ICP）

（1）什么是ICP？

ICP 是妊娠期特有的一种并发症，多发生于孕中、晚期，尤其是孕 30 周以后，以皮肤瘙痒、黄疸、肝功能异常为主要临床特征。ICP 的发病率为 0.8%～12%，具有较明显的种族性和地域性差异，且不同时期发病率也不同。化验检测血中的胆汁酸升高。双胎妊娠 ICP 的发生率较单胎妊娠高 2 倍，可能与双胎妊娠的高雌激素水平有关。ICP 病因复杂，可能由遗传、雌激素和孕激素水平及环境因素相互作用共同引起，最容易造成不良妊娠结局。

（2）ICP 对孕妈妈及宝宝有哪些危害？

孕妇早期发现ICP，常预后良好，严重者容易引起早产、羊水污染、胎死宫内等，导致剖宫产率、围生儿并发症发生率和死亡率增高。双胎妊娠合并 ICP 时，孕妈妈血清胆汁酸水平显著增加，使得胎盘绒毛膜静脉出现剂量依赖性收缩反应，引起胎儿急性缺血缺氧，还可增加子宫平滑肌对缩宫素的灵敏度而导致早产。另外，胆盐沉积于胎盘绒毛间隙使绒毛间隙狭窄，导致胎盘储备功能减退，使机体处于应激状态，使胎儿窘迫、死胎、死产发生率增高。ICP 的孕妈妈容易出现肝功能损害，肝功异常导致凝血功能障碍时容易发生产后出血。很多孕妈妈对此病的危害认识不足，容易因病情未得到有效控制而发展成为严重 ICP。

（3）如何预警 ICP？

1）因为 ICP 的病因不清楚，所以，目前没有办法做到有的放矢。对于有高危因素的孕妈妈，可以定期检查肝功能及肝代谢指标，以预防其发生。首先，双胎孕妈妈要做到低脂饮食，妊娠期妇女血脂在一定范围内升高是妊娠正常生理反应之一，但血脂水平过高时，机体全血和血浆黏度及妊娠期凝血因子浓度增高，可能导致孕妈妈出现妊娠期并发症。

2）肝胆疾病的孕妈妈，比如合并乙肝、胆囊结石、胆囊息肉、有 ICP 分娩史及家族史是 ICP 发病的高危因素，妊娠期应加强监测。

3）早期发现。如果孕妈妈出现无明显原因的皮肤、脐周、四肢瘙痒时，应该及时向产科医师讲明症状，以尽早诊断是否合并有妊娠期肝内胆汁淤积综合征。

4）双胎孕妈妈要保证充分休息和情绪稳定。

5. 胎膜早破

为什么双胎妊娠更容易发生胎膜早破？胎膜早破的危害是什么呢？

双胎妊娠时，宫腔压力及子宫张力明显增加，另外双胎常有胎位的异常，再加上营养素缺乏，导致胎膜张力降低，也常使胎膜早破发生率明显增加。而胎膜早破又会增加感染、早产、羊水过少、脐带脱垂等严重并发症的发生率。

6. 胎儿生长受限

（1）什么是胎儿生长受限以及发病原因？

胎儿生长受限是指胎儿体重低于其孕龄平均体重第 10 百分位数或低于其平均体重的 2 个标准差，也是双胎妊娠常见的并发症。胎儿生长受限的病因迄今尚未完全阐明，30%～40% 发生于孕妈妈既往有各种疾患及妊娠合并症，10% 由于多胎，还有一部分是因为胎儿本身发育异常。而发生于孕妈妈的因素里，除了孕妈妈合并一些疾病外，还有一部分因为营养不良或微量元素的缺乏，早期妊娠反应严重，孕中期胎儿体重生长受限。而对于双胎妊娠，大多数的研究认为在妊娠中期以后，由于胎盘的因素，多胎胎儿的生长速度会下降。

（2）双胎妊娠发生胎儿生长受限时如何处理？

对于发生胎儿生长受限的双胎要早发现、早治疗，指导营养，纠正孕妈妈的内科合并症，降低低出生体重儿的发生率。治疗可应用平滑肌松弛剂，提高胎盘灌流量，增加胎儿供血供氧量，同时经肠内外补充足够的热量和蛋白质、多种维生素及微量元素，促进胎儿生长。

孕妈妈营养水平与胎儿生长受限的发生关系密切，建议以孕期增重指数 [$BWGI=$ 孕期增重（kg）/ 身高 ^{2}（m^2）] 来反映孕妇营养状况，结果较单纯的孕期体重增加更为客观和全面。目前医学界建议，双胎妊娠整个孕期体重增加应控制在 15.8～20.4kg 之间。孕中、晚期每周增重 0.7kg 为宜，可减少早产和低出生体重儿的发生概率，超过此界限，胎儿体重并不增加，却导致产妇产后肥胖。美国医学科学会（IOM）推荐孕前体重指数正常的双胎妊娠孕妇孕期增重为 17～25kg，超重者增重 14～23kg，肥胖者增重 11～19kg。

7. 产后出血

双胎妊娠属于高危妊娠，因为子宫张力大，产后宫缩乏力，易导致产后出血。双胎的孕妈妈多数合并贫血，导致对产后失血的耐受能力差，所以，孕妈妈在孕期一定要注意营养均衡，积极补铁，增加铁储备，为分娩做好准备。

（1）双胎妊娠为什么容易出现产后出血？

这也是双胎妊娠成为高危妊娠的原因之一。首先，双胎妊娠时，孕妈妈的子宫扩张明显，子宫肌纤维受到的"拉伸"较大，就像橡皮筋一样，过度拉伸时，回缩能力就差，宫缩差，就是宫缩乏力致产后出血；再者，双胎妊娠易合并贫血，血浆稀释，对失血的抵抗力差；还有就是双胎妊娠的胎盘面积大，容易发生胎盘低置，下段收缩力差，这些都是双胎妊娠容易出现产后出血的原因。

（2）你了解输血的知识吗？

有些孕妈妈，如双胎妊娠、巨大儿、羊水过多、前置胎盘、剖宫产再孕等，属于产后出血的高危人群，输血的风险增加。对于有输血可能的孕妈妈，应尽量在输血前了解输血治疗的必要性和风险以及可供选择的替代方案。一般医院都会在孕期对孕妈妈进行不规则抗体的检测，如果不规则抗体阳性，或为稀有血型，都会在入院后给予特殊备血。输血相关的风险有过敏反应、发热和感染一些疾病，如丙肝、乙肝等。

二、双胎孕妈妈的营养指导

1. 双胎妈妈孕期营养的重要性

大家都知道，双胎妊娠时，孕妈妈肯定要摄入更多的营养才能满足两个宝宝的需要。孕妈妈在妊娠期除了保证自身的基本营养以外，还要供给乳房、子宫、胎盘足够的营养物质，为以后的分娩、哺乳打好基础。孕妈妈营养负荷增加了，同时也增加了某些营养元素缺乏的危险。

2. 双胎妈妈的营养应该比单胎妈妈多多少？

双胎妊娠比单胎妊娠需要更多的热量、蛋白质、矿物质、维生素以及必需脂肪酸。营养的多少及是否均衡不但会影响新生儿的出生体重，还会影响到新生儿是否有出生缺陷，甚至还会影响到其成年以后 2 型糖尿病、高血压、中风等慢性疾病的发生率。

双胎妊娠较单胎妊娠能量储备及需求均增大，所需营养素较单胎增多。但是孕妈妈切不可盲目无限量地进补。应根据孕妈妈的年龄、体重指数（BMI）、职业性质以及劳动量的情况给予不同的热量供给，在对双胎及三胎妊娠进行的饮食治疗研究中发现，每日饮食中的蛋白质、碳水化合物、脂肪的比例各占 40%、30%、30% 较为适宜，而单胎妊娠期营养物质所占比例为蛋白质占 15%，碳水化合物占 65%，脂肪占 20%。

（1）糖类

摄入糖类可很快供给热能，尤其胎儿以葡萄糖为唯一的能量来源，以摄入淀粉类多糖为宜，不必直接摄入葡萄糖或过多蔗糖，以免血糖波动。双胎妊娠可以适当地比单胎妊娠多摄入一些能量，每天每公斤体重 35 ～ 40kcal。

（2）蛋白质

整个妊娠期母体有关器官及宝宝的生长发育需要蛋白质 1000g，自孕中、晚期，每日需增加 5 ～ 10g。孕期自尿中排出氨基酸较多，再加之消化吸收率的差别及个体差异，因此，孕中期每日多供给 15g，孕后期多供给 25g 为宜。

（3）脂类

虽然孕期储存脂肪较多，但孕妈妈血脂已较非孕时增加，故不宜增加脂肪过多，能达到脂肪供热百分比为总能量的 25% 即可。注意少摄入富含饱和脂肪酸的畜肉、禽肉，多采用植物油。为了胎儿的脑发育应多摄入富含磷脂的豆类、卵黄，对胆固醇不必过于限制。

（4）微量元素及维生素

微量元素和维生素对胎儿生长发育的影响近年来逐渐受到重视，此类物质对孕妈妈的正常代谢、宝宝的生长发育及免疫功能、机体健康状况的维持等均起着至关重要的作用。某些微量元素的缺乏会直接影响妊娠结局及母儿健康，维生素的减少也会对理想的出生体重和新生儿总体健康水平造成不良影响。正常饮食情况下，妊娠期微量元素的真正缺乏是不常见的，只有孕前体内矿物质储备不足，妊娠后又供给不足才会出现缺乏。在多胎妊娠中，妊娠不良结局（流产、畸形、死胎、宫内生长受限、胎膜早破、早产等）除与遗传、子宫胎盘功能、内分泌、感染以及免疫因素有关外，还与微量元素和维生素有关。母血中的必需营养元素与胎盘、脐血和胎儿肝脏中这些元素的含量有良好的相关性，缺乏或过多均有害。因此，孕期要严格注意补充的量，应当在孕前和孕期适量补充一些必需的营养元素，及时给予合理的膳食指导和建议，以避免孕妇体内由于必需的营养元素缺乏而引起不良妊娠结局。

3. 叶酸的补充

在诸多维生素中，值得一提的是，围孕期补充叶酸以降低胎儿神经管缺陷的发生率。2017 年 1 月，美国预防医学工作组发布了补充叶酸预防神经管缺陷的建议声明，工作组平衡了育龄期女性补充叶酸的获益和危害，建议所有计划怀孕的女性每日补充 0.4 ～ 0.8mg 叶酸。

（1）双胎补充多少叶酸?

我国营养协会建议每天补充 0.8mg 叶酸，而在一些欧美国家，预防神经管畸形所推荐的叶酸剂量是 0.4mg。这是因为在欧美国家，法律规定所有的面粉都要进行叶酸的强化，所以每位孕妇都会有一定基础量的

健康中国·名家科普

叶酸摄入，在此基础上每日补充 0.4mg 就足够了。而在中国，并没有进行面粉的叶酸强化，另外中国人的平均蔬菜摄入量也比较少，所以建议每天补充 0.8mg 叶酸。尤其是双胎妊娠，建议补充 0.8mg 叶酸。目前，大多数孕妈妈孕期服用复合维生素，需要注意一下其营养成分中叶酸的含量。但考虑到维生素 A 的毒性，高剂量叶酸不应从过量的复合维生素中获得。

（2）叶酸的补充时间

在决定妊娠前就要开始补充叶酸。胎儿神经管发生和闭合在受孕后 28 天内完成，在发现妊娠后再补充叶酸已经太迟了，所以补充叶酸的时间要提前。要想达到预防神经管畸形的叶酸水平，应该至少在妊娠前 1 个月就开始每天口服 0.8mg 叶酸。补充多种维生素加叶酸的效果优于单纯补充叶酸。有研究证实，补充多种维生素加叶酸除了可以预防神经管畸形的发生以外，还可降低出生缺陷的发生率，如先天性心血管畸形（尤其是室间隔缺损）、泌尿道阻塞性先天性畸形、肾盂输尿管连接处的狭窄或梗阻、先天性肢体缺如、先天性幽门狭窄、直肠和（或）肛管狭窄或梗阻等。

叶酸补充至孕 12 周。由于长期服用叶酸补充剂会干扰体内的锌代谢，锌一旦摄入不足，就会影响胎宝宝的发育。因此，孕妈妈在补充叶酸的同时，要注意补锌。

4. 锌元素的补充

妊娠期间储存在母体和胎儿组织中的总锌量为 100mg，母体摄入充足的锌可促进胎儿的生长发育和预防先天性畸形。

锌对于维持血管内皮的完整性是必不可少的，锌缺乏会导致内皮屏障功能受损。有研究发现，对于血锌水平低于平均值的孕妇，补充锌可以增加新生儿体重。孕期锌摄入量不足（小于 6mg/d），与孕期母体体重增长不足、早产以及低体重儿发生相关。多胎妊娠早产及低体重儿发病率较高，对于多胎妊娠孕妈妈孕期加强锌的补充也是很重要的。

锌在牡蛎中含量十分丰富，其次是鲜鱼、牛肉、羊肉、贝壳类海产品。经过发酵的食品含锌量增多，如面筋、烤麸、麦芽都含锌。豆类食品中的黄豆、绿豆、蚕豆等，花生、核桃、栗子等坚果也富含锌。孕妈妈可以多食此类食物来补锌。

5. 钙元素的补充

多胎妊娠较单胎妊娠而言，孕期钙及维生素 D 需要量更高。母亲血清维生素 D 缺乏，其后代发生佝偻病的风险增高。有研究证明，对严重钙摄入不足、多胎妊娠等对钙需求量升高的人群，补充钙剂可以降低早产发生率。妊娠期为特殊生理时期，补充钙量需增加至 1000 ～ 1200mg。

（1）从什么时候开始补钙？

孕妈妈应从孕中期开始补钙，因为从孕 3 个月开始，胎儿的骨骼细胞发育加快，肢体缓慢变长，逐渐出现钙盐的沉积而使骨骼变硬，此时胎儿需从孕妈妈体内摄取大量的钙。如果孕妈妈钙摄取不足，就会动用自己骨骼中的钙，使钙溶出，导致孕妈妈出现骨质疏松的状况，孕晚期还会引起腿抽筋等问题。胎儿长期缺钙，会增加先天性佝偻病的发生率。

此外，孕妈妈缺钙还会影响自身牙齿状况和胎儿的牙齿发育。人类牙齿的发育从胚胎 6 周就开始了，乳牙的最早钙化发生在胚胎第 13 周左右，缺钙会影响宝宝将来牙齿的坚固性，更容易发生龋齿。孕妈妈如果缺钙，自身的牙齿也会出现松动现象。

（2）钙与高血压发生的关系

随着胎儿的生长发育，尤其是妊娠 30 周后，母体对钙的需求量也大幅增加。据报道，与妊娠 20 周相比，妊娠 30 周后母体对钙需求量增加约 7 倍，并且尿钙排泄量也相应增多，所以，妊娠期血清钙浓度就会降低。血清钙离子浓度与妊娠期高血压的发生发展具有密切相关性，并且随着妊娠期高血压疾病严重程度的增加，血清钙离子浓度降低更为严重。孕期及时补钙，可降低妊娠期高血压疾病的发生率，避免子痫前期、子痫等严重并发症的发生。双胎妊娠母体血中的钙要满足两个胎儿的骨骼发育，故更容易发生低血钙、腿抽筋，甚至妊娠期高血压疾病。所以，孕妈妈一定要重视钙的补充。

（3）哪些食物的含钙量高？

鲜奶、酸奶及各种奶制品是补钙的最佳食品，其中既含有丰富的钙元素，又有较高的吸收率。虾米、虾皮、小鱼、脆骨、蛋黄、豆类及豆制品也是钙的良好来源。深绿色蔬菜，如菠菜、芹菜、油菜、韭菜也含有钙，但因为含有草酸，人体难以吸收，所以并非人体补钙的最佳食物来源。

含钙高的食物要避免和草酸含量高的食物如菠菜、甘薯、苦瓜、芹菜等一起烹饪，以免影响钙元素的吸收。补钙的同时还要重视补充磷，含磷丰富的食物有海带、虾、鱼类等，另外蛋黄、肉松、动物肝脏等也含有丰富的磷。孕妈妈平时要多晒太阳，这样就能够得到充足的维生素 D，可促进钙的吸收。双胎孕妈妈可以在饭后散步约 20 ～ 30 分钟，既能晒太阳补充维生素 D，使胎宝宝的骨骼和牙齿变得更结实，肌肉变得更强壮，又能促进食物的消化及吸收。孕妈妈最好选择在上午或午后晒太阳，要避开正午的阳光，以免晒伤皮肤。

补钙的最佳时间应是在睡觉前、两餐之间。最好是在晚饭后休息半小时，因为血钙浓度在后半夜和早晨最低。

虽然孕期补钙非常重要，但也要适量，孕妈妈如果过量服用钙片，胎宝宝容易得高钙血症，还会影响出生之后的体格和容貌。

另外，双胎的孕妈妈多数会出现缺铁性贫血，同时也在补铁。而铁对钙的吸收有一定的抑制作用，同样，钙对铁的吸收也不利。如果孕妈妈有缺铁性贫血，那么补钙和补铁的时间最好隔开。

（4）补钙食谱

如鲜贝蒸豆腐、奶酪鸡蛋汤、红烧玉米排骨等。

奶酪鸡蛋汤

原料：奶酪20g，鸡蛋一个，面粉适量，西芹末20g，骨汤1大碗、盐、胡椒粉各适量。将奶酪与鸡蛋一道打散，加入些面粉。骨汤烧开，加盐、胡椒粉调味，淋入调好的蛋液，最后撒上西芹末、番茄末做点缀。

6. 维生素 D 的补充

维生素 D 是维持机体生命的必需营养素，是钙磷代谢的重要调节因子，可维持钙磷的正常水平，对正常骨骼的矿化、肌肉收缩、神经传导起着重要作用。孕中晚期维生素 D 的参考摄入量为 $10\mu g/d$（$1\mu g=40U$），由于维生素 D 摄入过量可能引起中毒，其可耐受最高摄入量为 $20\mu g/d$。人体所需 90% 以上的维生素 D 来源于适宜的阳光照射。天然食物中维生素 D 含量并不广泛，不能满足适宜摄入量。维生素 D_2 主要存在于菌菇类食物中，维生素 D_3 在鱼肝和肝油中含量最丰富，其次是蛋黄、牛肉等。

7. 铁元素的补充

孕妇于妊娠中晚期对铁的需求量增多，单靠饮食补充明显不足。铁是唯一不能完全从食物中获取的元素，需要额外进行补充。我国营养学会推荐，妊娠期每天补充铁元素 60～100mg 才能较好地预防贫血。应自妊娠 4～5 个月开始补充铁剂，若已出现贫血，应查明原因，孕妈妈以缺铁性贫血最常见。贫血影响身体免疫力，使孕妈妈自觉头晕乏力、心慌气短，此时应加大铁剂剂量。另外，补充维生素 C 能增加铁的吸收。

（1）如何补铁

多摄入富含铁的食物。动物的肝脏、红肉和蛋黄都含有较高的铁元素，植物性的食物中，黑木耳、红枣、香菇和油菜都含有铁元素。相比之下，动物性的铁元素比植物性的铁元素高10倍。对于素食者来说，可以用适量的红枣、红豆和花生红衣一起熬汤，起到健脾造血的功效。餐后可以吃一些含铁丰富的水果，比如葡萄、火龙果。水果中含有维生素C、柠檬酸及苹果酸，这类有机酸可与铁形成络合物，可以增加铁在肠胃中的溶解，有利于吸收。同时，用铁砂锅炒菜对补铁也有一定的作用。

（2）补铁注意事项

虽然说通过食补可以在一定程度上改善贫血状态，但对于血清铁储备不足的贫血孕妈妈，光靠食补是不能纠正贫血的，必须进行口服铁剂的补充，增加铁储备。我们常用的铁剂是硫酸亚铁、琥珀酸亚铁、多糖铁复合物，铁剂常见的副作用有胃部不适、恶心、呕吐等。

口服铁剂期间，不要喝浓茶或咖啡，因茶、咖啡中含有大量鞣酸，能与铁生成不溶性的铁质沉淀，从而妨碍铁的吸收。

牛奶及其他碱性物质也可影响铁的吸收，应避免同时服用。

含钙类食品和高磷酸盐食品等，能与铁剂络合而生成沉淀，故应避免合用。

对缺铁性贫血较严重的孕妈妈，如补铁治疗效果不理想可考虑暂停钙剂的补充，以利于铁的吸收，及早纠正贫血。

三、双胎孕妈妈不同孕周饮食的变化及指导

妊娠后由于胎儿的生长发育，孕妇对各种营养物质的需要增加，保证孕妇足够的营养物质供给，是保障胎儿健康发育的必备基础。目前一般采用孕妇标准体重计算总热量（标准体重的公斤数＝身高厘米数－105）。如孕妇为低体重（<80%标准体重），总热量应为每日167kJ/kg；如孕妇为正常体重（80%～120%标准体重），总热量应为每日126kJ/kg；

如孕妇为高体重（＞120%标准体重），总热量应为每日100kJ/kg。孕期能量的需求建议在孕前原有的基础上，孕早期维持不变或每天增加100～150kcal能量，在不同体力活动条件下，在孕中晚期每天需要增加200～350kcal能量。日常工作中个体的能量推荐量应该因人而异。

1. 双胎妊娠和单胎一样，孕1个月时孕妈妈的体重增长并不明显，几乎和怀孕前没有什么变化，孕妈妈在第1个月时，可按照孕前正常的饮食习惯，做到营养丰富全面、饮食结构合理，尽量让膳食中包含蛋白质、脂肪、碳水化合物、各种维生素和必需的矿物质、膳食纤维等多种营养素。如果孕前的饮食很规律，现在只需保持即可。尽量减少到外面用餐的机会，以保障营养全面及安全卫生问题。另外，孕妈妈应该保持心情愉快，尤其是进餐时，可进食一些点心，液体物质（牛奶、酸奶、鲜榨果汁），蔬菜，水果，定量用餐，不挑食。

一般妊娠反应多发生于孕1$^+$月时，尤其是双胎妊娠，由于血中的hCG水平较单胎明显增高，部分孕妈妈会有恶心、呕吐等很大的妊娠反应。剧烈孕吐让营养流失。某些孕妈妈的孕吐反应特别强烈，吃不下东西，睡眠质量差，引起营养缺乏。为避免或减少恶心、呕吐等早孕反应，可采用少食多餐的办法，一天的三顿饭可改成5～6次饮食，即在正餐后2小时加餐，准备一些面包、饼干之类的碳水化合物，以及水果、坚果等，用于加餐。孕妈妈要避免处于饥饿状态，有利于减少妊娠反应。进餐时一定要保持愉快的心情，避免焦虑状态。极少部分妊娠反应剧烈的孕妈妈，能进食尽量保证进食、进水，吃一些自己想吃的食物，尤其睡觉前尽量保证能进食，如实在不能进食，呕吐频繁或尿量减少，一定要及时到医院就诊，了解肝肾功能、电解质、尿酮体的情况，必要时输液治疗。

注意饮食要清淡，不要吃油腻和辛辣食物，多吃易于消化、吸收的食物。

孕妈妈要多喝牛奶。鲜牛奶，一般指牛奶脱离牛体24小时之内的牛奶。鲜牛奶除了不含纤维素外，含有丰富的矿物质、钙、磷、铁、锌等人体所需的各种营养元素，最重要的是牛奶是人体钙的重要来源，牛奶主要用于补钙。怀孕期间每天需要的钙从孕早期的800mg升至孕晚期的1500mg，这么多的钙除了孕20周开始口服补钙外，最好的摄入方式还有饮用奶制品。孕妈妈们可以选择牛奶，孕早期每日饮用量200～400ml，孕中晚期250～500ml。

对于喝完鲜牛奶就腹泻的孕妈妈就不要尝试鲜奶了。可以尝试喝酸奶，酸奶由纯牛奶发酵而成，除了有牛奶的营养成分外，其含有的乳酸菌还可产生人体营养所必需的多种维生素，尤其对乳糖消化不良的人，吃酸奶是不会发生腹胀、腹泻的。

适量吃豆类食品。豆类食品是很好的健脑食品，大豆中的蛋白质含量高达35%，而且是符合人体智力发育需要的植物蛋白，其中谷氨酸、天冬氨酸、赖氨酸、精氨酸在大豆中的含量分别是大米的6、6、12、10倍，这些都是脑部发育所需的重要营养物质。大豆脂肪含量也很高，约占16%。在这些脂肪中，亚油酸、亚麻酸等多不饱和脂肪酸又占80%以上，这些都说明大豆有健脑作用。因此，孕妈妈要适量吃豆制品，以帮助胎宝宝大脑的发育。

对于牛奶过敏的孕妈妈，除了尝试酸奶外，也可以进食豆浆，既能补充蛋白质，又能促进胎儿大脑的发育。

一些食物是不能食用的，如青番茄，因其含有龙葵碱，所以对胃黏膜有较强的刺激作用，同时对中枢神经有麻痹作用，食用以后会引起呕吐、头晕、流涎等症状，生食危害更大。另外发芽和变青的土豆也不应食用，没熟透的四季豆会引起食物中毒，食后出现头晕、恶心呕吐等症状。

孕妈妈不能贪食冷饮。孕妇的肠胃对冷热的刺激非常敏感，多吃冷饮会使胃肠血管突然收缩，胃液分泌减少，消化功能降低，从而引起食欲减退、腹胀、腹痛、腹泻症状；冷饮还会刺激孕妈妈的上呼吸道，引起血管收缩、血流减少，导致局部抵抗力降低，使咽喉、气管、鼻腔、口腔的潜在细菌与病毒乘虚而入，引起上呼吸道感染。

2. 孕 2 个月时，很多孕妈妈可能因为早孕反应而无法正常饮食，有些孕妈妈可能因此而产生焦虑的情绪，认为早孕反应会影响胎儿的正常发育。其实不用担心，孕 2 个月的胎儿还只有绿豆大小，只要孕妈妈积极采取饮食策略，巧妙应对早孕反应，就能满足胎儿的营养需求。双胎妊娠的孕妈妈有的妊娠反应轻微，有的则较剧烈，甚至因进食不足及呕吐，体重呈现明显下降趋势。这个时期除了心情调节、保证充分的睡眠外，饮食上也有一些调整的策略，以渡过这个艰难的时期。

饮食的主要原则就是少食多餐。在本期，双胎妊娠的营养需求与单胎类似，因胚胎生长较慢，所需营养素与孕前类似。按照孕妇的喜好，选择促进食欲、容易消化的食物，如粥、面包干、馒头、饼干、甘薯等以减少呕吐。

想吃就吃，少食多餐。比如睡前和早起时，坐在床上吃几块饼干、面包等点心，可以减轻呕吐，增加进食量。

为防止酮体对胎儿早期脑发育的不良影响，孕妇完全不能进食时，也应静脉补充至少 150g 葡萄糖。

为避免胎儿神经管畸形，在计划妊娠时就开始补充叶酸 0.4 ～ 0.8mg/d。

蛋白质每日 80g 左右。可以考虑以植物蛋白代替动物蛋白，豆制品、蘑菇、坚果等食品也可以多吃一些。对蛋白质的摄入，不必刻意追求一定的数量，但要注意保证质量。今天想吃就多吃一点，明天不想吃就少吃一点，或者不吃也可以，顺其自然。

孕早期食谱举例

早餐：馒头或面包 ＋ 牛奶（或豆浆）＋ 鲜橙

加餐：核桃或杏仁粒或瓜子，可加面包片

午餐：米饭 ＋ 糖醋红杉鱼 ＋ 清炒荷兰豆 ＋ 西红柿鸡蛋汤

加餐：牛奶芝麻糊 ＋ 苹果

晚餐：面条＋胡萝卜甜椒炒肉丝＋盐水菜心（油菜）＋豆腐鱼头汤

加餐：苏打饼干

小贴士：烹调过程中，要尽量减少营养素的损失，洗菜、淘米的次数不能过多，不能用热水淘米。不要切后洗菜、泡菜，蔬菜在烹调过程中应急火快炒，与动物性食物混合烹调时可加少量淀粉。因为淀粉中有还原型谷胱甘肽，对维生素 C 有保护作用。

3. 孕 3 个月是孕早期的最后一个月，很多孕妈妈的早孕反应这时会逐渐减轻，但有的孕妈妈在这个时候依然受早孕反应的困扰。不过没关系，不适很快就会过去，打起精神。在这个月，孕妈妈仍然要少食多餐，以清淡饮食为主，远离刺激性气味，以减轻妊娠反应。到了孕 3 个月，因为子宫慢慢增大，造成骨盆腔内器官相对位置发生改变，导致膀胱承受的压力增加，容量减少，会出现尿频症状。这种情况在孕 4 个月子宫增大至出骨盆腔后就会缓解。尿频是妊娠期特有的生理现象，孕妈妈不要有太多顾虑，如果小便时伴有疼痛或者小便颜色混浊，有患膀胱炎的可能，应及时到医院就诊。双胎妊娠的子宫明显大于单胎，可能症状出现得较早一些。

保持饮食的酸碱平衡可预防尿频，应避免酸性物质摄入过量，以免加剧酸性体质。孕妈妈宜适当多吃富含植物有机活性碱的食品，少吃肉类，多吃蔬菜。平时还要适量补充水分，但不要过量喝水，临睡前 1～2 小时不要喝水。

4. 孕 4 个月时，孕妈妈的妊娠反应消失，饮食恢复，孕妈妈应该注意些什么呢？孕妈妈应该早晚进食均衡，早餐保证营养，有蛋白、有碳水化合物的摄入以及摄入少量蔬菜，晚餐避免进食过饱而增加胃肠负担，但也切忌不吃早餐或晚餐。孕中期，胎儿生长速度开始加快，此时要增加热量供应，而热量主要从孕妈妈的主食，如米和面中摄取，再搭配吃一些五谷杂粮，如小米、玉米面、燕麦等。如果主食摄取不足，不仅身体所需热能不足，还会使孕妈妈缺乏维生素 B_1，出现肌肉酸痛、身体乏力等症状。这一时期胎儿的器官组织继续生长，体细胞数目持续增多，与此同时，胎儿的个头也在迅速增大，因此需要大量的优质蛋白供应。孕中期的妈妈应比孕早期每天多摄入15g蛋白质，此时食谱中应增加鱼、肉、蛋、豆制品等富含优质蛋白的食物量。合理补充矿物质，增加钙、铁、碘等的摄入。这个时期的孕妈妈可以常吃苹果，苹果有生津、健脾胃、补心益气、促消化的功效，并且富含锌和碘。现代医学研究认为，孕妈妈适量食用苹果，有利于胎儿智力发育。

切忌摄入大量高脂肪食物。脂肪是热量的重要来源，也是构成脑组织及其重要的营养物质，还是脂溶性维生素的良好溶剂。脂肪缺乏会导致免疫功能低下，孕妈妈易患多种疾病，对胎儿生长发育十分不利。孕中期的胎儿，全身组织尤其是大脑细胞发育速度比孕早期明显加快，需要更充足的脂类营养素，特别是必需脂肪酸、磷脂和胆固醇。因此，孕妈妈可以交替吃一些核桃、松子、葵花籽、杏仁、花生等坚果类食物。这些食物富含胎儿大脑发育所需要的必需脂肪酸，是健脑益智食物，可满足孕中期孕妈妈对这类营养的需求，但要适量。

5. 孕5个月，孕妈妈已经可以感觉到胎动了，心中定是充满了幸福感。此刻的双胎妈妈肚子比较凸显了，孕妈妈仍要注意营养的均衡，可每天分4～5次进食，既能补充营养，也可改善因吃得太多而出现胃胀的感觉。为配合胎儿的生长发育，孕妈妈要重视加餐和零食的作用，红枣、板栗、花生和瓜子都是加餐很好的选择。适量吃动物内脏，因为它们不仅含有丰富的优质蛋白，而且还含有丰富的维生素和矿物质。本月孕妈妈对维生素、矿物质、微量元素的需要量明显增加。饮食要坚持少盐、少油、少糖、少辛辣刺激的原则。此期孕妈妈还需要注意的是营养过剩的问题，因为孕早期的妊娠反应消失，不少孕妈妈胃口大开，于是有意识地增加营养的摄入，不过凡事过犹不及，营养过剩和营养不良一样有危害。若营养过剩，热能超出人体需要，多余的热量会转变成脂肪，堆积在体内，导致肥胖、高血压、妊娠期糖尿病等的发生。这个时期可以增加维生素 C 的摄入，每日约 130g，最佳的食物来源就是新鲜的蔬菜、水果。此期还应开始口服补钙。

6. 孕 6 个月，胎儿生长发育增速，营养需求猛增，许多孕妇开始出现贫血，这个时期要注意铁元素的补充，增加奶类食品的摄入，每日至少喝 250ml 牛奶。另外，从孕 25 周开始，主管人类记忆的海马体开始发育，并一直持续到宝宝 4 岁。如果在海马体发育初期孕妈妈胆碱缺乏，会导致胎宝宝神经细胞凋亡，新生脑细胞减少，进而影响到大脑的发育。尽管人体可以合成胆碱，但由于女性在孕期、哺乳期对胆碱的需求量增加，所以，建议孕妈妈适当摄取含胆碱的食物。胆碱的最佳食物来源是动物肝脏、鸡蛋、红肉、奶制品、豆制品、花生等。

7. 孕 7 个月的孕妈妈常会出现肢体水肿的现象，因此要少吃盐，选择富含维生素 B 族、维生素 C、维生素 E 的食物，有利尿和改善代谢的功能。多吃核桃、芝麻等健脑食品，多吃鱼等富含不饱和脂肪酸的食品，也可服用深海鱼油，补充 DHA。怀孕 7 周胎儿开始出现大脑雏形，神经管开始发育，3 个月后神经管闭合，大脑和脊椎开始发育。因此这个阶段是胎儿脑组织增殖的激增期，孕妈妈要特别注意多吃富含 DHA、胆碱的海产品、花生等，以补充充足的蛋白质，满足胎宝宝脑部发育所需营养。

大量研究证明，孕妈妈补充 DHA 能有效地提高胎儿体内的 DHA 水平，同时具有促进胎儿大脑及视网膜发育的健康效应。多项孕期和哺乳期补充 DHA 的研究证实，补充 DHA 可以提高婴儿视敏度，提高婴儿智商（其中一项研究提示提高智商 7 个百分点），尤其有助于促进婴儿的手眼协调能力，增强儿童的注意力等。世界卫生组织建议孕期及哺乳期妇女每天至少应摄入 300mg 的 DHA。

饮食注意粗细搭配，摄入足量的膳食纤维，有利于通便。水果放在饭后 2 ~ 3 小时吃，这样消化得比较好。

8. 孕 8 个月时，胎儿的骨骼、肌肉和肺部发育日趋成熟，对营养的需求达到了最高峰。孕 8 个月的孕妈妈会因身体笨重而行动不便，子宫增大，膈肌升高，胃部被挤压，饭量受到影响，所以经常感觉吃不下。此时孕妈妈可以少食多餐，均衡摄取各种营养素，防止胎儿发育迟缓。双胎妊娠的孕妈妈在孕末期每天要增加 200kcal 的热量，并且要注意充分休息，以避免胎膜早破、早产的发生。

9. 妊娠 9 个月的孕妈妈活动量有所减少，因此要适当限制脂肪和碳水化合物的摄入量。本月的胎儿需要更多的蛋白质以满足组织合成和快速生长的需要，每天摄入优质蛋白质 80 ～ 100g，以鸡肉、鱼肉、虾、猪肉等动物蛋白为主，可以多吃海产品。

四、双胎妊娠孕期不适的处理

1. 双胎妊娠的下肢水肿及静脉曲张问题

（1）饮食注意事项

孕妇于妊娠晚期常有踝部、小腿下半部轻度水肿，休息后消退，属生理现象。睡眠取左侧卧位，下肢垫高 30°，这样能使下肢血液回流改善，水肿减轻。若下肢水肿明显，休息后不消退，应考虑是否有妊娠合并肾脏疾病、高血压疾病、低蛋白血症等。如有下肢困乏、静脉曲张表现，可以白天穿弹力袜。双胎妊娠的孕妈妈，由于子宫增大对下腔静脉的压迫更为明显，静脉曲张可能更明显或在原有的基础上有加重的表现。

下肢静脉曲张一般发生在妊娠后期，但也有孕妈妈在妊娠中期就出现这一症状。这是由于随着孕周的增加，增大的子宫压迫盆腔静脉，使静脉血液回流受阻，致使腿部的内侧面、会阴、小腿和足背的静脉弯曲鼓露，形成下肢静脉曲张。出现静脉曲张的孕妈妈，选择饮食也很重要。首先，孕妈妈要选择低热量的食物，为减少身体脂肪堆积，进入孕晚期的孕妈妈可以食用西蓝花、芹菜、菠菜、鲤鱼、脱脂牛奶等低糖、低脂的食物，以促进血液循环，保持合适的体重，避免因过多的脂肪增加水肿，加重下肢静脉曲张。

（2）静脉曲张时要采取哪些措施？

首先，要注意休息，不要久坐或负重，要适当减少站立不动的时间，可以每天适当运动，如餐后运动 20 分钟到半小时。

其次，要选择合适的鞋子，按摩脚部，可以促进血液循环。每天睡觉时，可以在小腿至踝部之间放置靠垫或枕头，抬高足部 30 厘米左右。白天可以穿弹力袜。

最后，不要用太热或太冷的水洗澡，以免引起血管膨胀或收缩。

2. 腰背部不适

随着妊娠月份的增加，孕妇的腹部逐渐突出，使身体的重心向前移。为了保持身体的平衡，在站立和行走时常采用双腿分开、上身后仰的姿势，形成妊娠期脊柱前突，腰椎前弯加大。这就使背部及腰部的肌肉处在紧张的状态，再加上自身和胎儿体重的日益增加，加剧了对背部脊柱和肌肉的牵拉，因此妊娠晚期常产生腰痛。可以通过轻微按摩缓解不适，按摩能刺激肌肉及组织，促进血液循环，加速新陈代谢，同时还能舒缓肌肉和神经。按摩不仅可以使身体受益，而且人与人之间皮肤的接触也可以带来情绪和情感上的支持，对缓解孕妈妈的腰背部疼痛、调节孕妇的情绪有很好的功效。

3. 便秘

便秘是孕期较常见的症状。这是由于妊娠期孕激素的增加，引起胃肠道肌张力减弱，肠蠕动减慢。尤其是在逐渐增大的子宫的压迫下，有的孕妇还会形成痔疮。因此，便秘成了孕妈妈最苦恼的问题之一。首先在饮食上，孕妈妈要注意多吃含纤维素多的蔬菜和适量增加含纤维素多的水果摄入。再次，如果发生便秘，切不可乱用泻药。饮食中要增加膳食纤维的摄入。膳食纤维主要是指不能被人类胃肠道所消化、吸收利用的多糖，包括纤维素、半纤维素、果胶及亲水胶体物质如海藻多糖等。孕妈妈在平时的饮食中要注意多摄取膳食纤维，以预防孕期肥胖和便秘。膳食纤维被称为"第七营养素"，不被人体胃肠消化酶分解消化，一般体积大，食用后能增加消化液分泌和增强胃肠道蠕动。另外，膳食纤维在胃肠内占据较大的空间，因此会使人产生饱腹感，对减肥有利。虽然膳食纤维不能被人体吸收，但可以很好地清理肠胃，刺激肠蠕动，使粪便变软，对预防大便干燥，改善妊娠期常见的便秘、痔疮有很好的效果。孕期膳食纤维的营养素参考摄入量为 28g/d。膳食纤维在粗粮，如燕麦麸、大麦、荚豆等中含量较高。便秘易引起孕期痔疮，所以也要尽量减少增加腹压的因素，如避免咳嗽等。蹲厕时间不宜过长。

五、不爱吃肉的孕妈妈怎么补充营养?

不爱吃肉的孕妈妈应该多吃奶制品、豆制品、全谷物粮食、鸡蛋和坚果等食物。肉类为人体提供的营养主要是蛋白质，而动物性蛋白质是人体最容易吸收利用的蛋白质。此外，动物的内脏是无机质（磷、铁、镁、锌等）以及 B 族维生素（猪肉的维生素 B_1 是牛肉的 10 倍）的重要食物来源。不爱吃肉的孕妈妈容易缺蛋白质、B 族维生素，因此，在日常饮食中尤其要注意补充这类易缺营养素。

素食孕妈妈应该多摄取奶制品。可以每天喝 3 杯牛奶，或 250ml 牛奶、1 杯酸奶，也可以每天吃 2 ～ 3 块奶酪。

多选用豆制品，豆类富含植物蛋白，并且其必需的氨基酸组成与动物性蛋白相近，比较容易被人体吸收利用。可以常吃豆腐、豆芽、豌豆、扁豆，平常多榨些新鲜豆浆喝。

选择全谷物粮食、鸡蛋和坚果。全麦面包和麦片都是全谷物粮食，可在早餐时适当增加。每天适当地吃几粒坚果和两个鸡蛋。

胎儿生长受限

一、什么是胎儿生长受限?

胎儿生长受限(FGR)是指胎儿体重低于同孕龄平均体重的两个标准差,或低于其平均体重的第 10 百分位数。并非所有低于第 10 百分位数的胎儿均为病理性生长受限。胎儿生长发育受到很多因素影响,包括遗传、种族等,所以单纯出生体重小的胎儿不一定是异常的。

FGR 发病率为 6.39%,死亡率为正常发育儿的 6 ~ 10 倍,是围生儿死亡的第二大原因,约占围生儿死亡的 30%。产时宫内缺氧围生儿中 50% 为 FGR。

二、胎儿生长受限的病因

影响胎儿生长的因素有很多,大致分为母体、胎儿、胎盘及脐带四大方面。

1. 孕妈妈的原因

(1)遗传因素

孕妈妈的种族、身高、体重会影响宝宝的生长潜力。

（2）妊娠并发症与合并症

并发症如妊娠期高血压疾病、妊娠期糖尿病、多胎妊娠、前置胎盘、过期妊娠、妊娠期肝内胆汁淤积症等，合并症如心脏病、慢性高血压、肾炎、贫血、抗磷脂抗体综合征等，均可使胎盘血流量减少，灌注下降。

（3）其他

孕妈妈营养状况不良，子宫畸形如双子宫、单角子宫、残角子宫、子宫纵隔等，吸烟，吸毒，酗酒，宫内感染（如弓形虫、EB 病毒、单纯疱疹病毒感染等），母体接触放射线或汞、铅、苯等有毒物质等。

2. 胎儿因素

胎儿内分泌调节自身的生长发育。研究证实，生长激素、胰岛素样生长因子、瘦素等调节胎儿生长的物质在脐血中降低，可能会影响胎儿内分泌和代谢。其中胰岛素起重要作用，因为胰岛素作为大分子物质，无法通过胎盘屏障转运，所以胎儿的胰岛素由自身的胰岛细胞产生。胰岛素可促进糖原及脂类储存于胎儿肝脏、肌肉及脂肪组织内，促进氨基酸合成蛋白质。如果孕妈妈出现了低血糖，宫内宝宝的血糖也会相应降低，胰岛细胞产生的胰岛素也减少，那么胰岛素促生长的作用就会受到削弱，继而影响宝宝的出生体重。所以要避免孕妈妈低血糖。

胎儿基因或染色体异常、先天发育异常时，也常伴有胎儿生长受限。先天畸形，如染色体异常，心血管、神经系统、泌尿系统畸形时常合并胎儿生长受限，此类患儿临床预后往往不良。

3. 胎盘因素

胎盘各种病变包括上文提到的宫内感染，导致胎盘血流量减少，胎儿血供不足。胎盘肿瘤、胎盘过早老化、胎盘面积小也会导致胎儿生长受限。

4. 脐带因素

脐带过长、脐带过细（尤其近脐带根部过细）、脐带过度扭转、脐带打结等。

三、为什么医生会让宝宝生长慢的孕妈妈输氨基酸？

当临床医师怀疑孕妈妈胎儿生长受限时，首先需要确定病因，按病因治疗。对于早发型胎儿生长受限需要除外胎儿畸形，必要的时候需要做有创的产前诊断来判断胎儿是否存在染色体异常或者基因病。如果除外了胎儿畸形，或者等待检查结果回报的时候可给予以下的治疗：

（1）左侧卧位休息，可使肾血流量和肾功能恢复正常，从而改善子宫胎盘的血流，促进胎儿生长发育。

（2）消除引起 FGR 的主导因素，如停止吸烟、饮酒，改变偏食等不良饮食习惯。

（3）营养治疗包括高蛋白、高能量饮食的营养配餐和静脉滴注营养治疗。复方氨基酸、复方丹参和维生素 C 联合治疗。

所以，静脉输注氨基酸仅仅是诊疗方案的一小部分，而且经过一个治疗疗程后，需要通过超声评估胎儿的生长速度是否满意。静脉营养治疗的同时需要监测胎儿增长及宫内安危情况：

（1）每天 1 次无应激试验，怀孕满 36 周后必要时行宫缩素激惹试验。

（2）定期 B 超监测胎儿生长情况、羊水状态、脐血流、大脑中动脉血流、子宫动脉切迹及胎盘成熟度。

四、有口服的氨基酸吗？

答案是肯定的，复合氨基酸口服液为国内批准的保健品，市场可售品种不少。氨基酸是合成机体蛋白质的基本成分。人体蛋白质含有 18 种氨基酸。其中 10 种可由机体合成，另 8 种不能，必须由体外供给，所以称必需氨基酸。氨基酸是体内各种重要功能蛋白的构成原料，对机体有多种功能，缺乏将影响机体蛋白质合成，导致机体免疫力下降，引起疾病。

可以在医院或药店买到氨基酸口服液，有些口服液是小朋友也可以服用的，孕妈妈可以按照说明书调整合适的剂量。但因孕期肾脏负担较重，要严格按照说明书服用，过量服用会损伤肝肾功能。

五、宝宝生长缓慢时应该如何调整饮食？

（1）提高饮食质量，增加饮食中蛋白的摄入量是非常重要的。鸡蛋是廉价而又很好吸收的优质蛋白质，每日最好能够保证2个鸡蛋的摄入。高胆固醇的孕妇可以酌情减少蛋黄的摄入。不同种类的动物肉、鱼肉、蛋及牛羊奶中含氨基酸的种类及数量不同，必须要摄入各种食物，合理的荤素搭配，才能改善营养状态。如果是素食的孕妈妈，需要增加鸡蛋或豆制品的摄入，保证足量的优质蛋白摄入，也可以根据情况服用蛋白粉。

（2）应食用新鲜和多品种的蔬菜及水果，保证维生素的足够补充。

（3）保证铁、锌等元素的摄入，及时发现并治疗贫血等内外科合并症。

（4）监测血糖，如果合并妊娠期糖尿病，最好住院进行详细的饮食管理，保证能量摄入均衡且足量的前提下，同时维持血糖的相对恒定，避免出现血糖大幅度波动，甚至合并妊娠期高血压、胎盘功能减退的情况。

在认真核对末次月经、月经周期规律并参照孕早期超声后，方可明确诊断胎儿生长受限。结合孕妈妈年龄，既往是否多次流产史，是否分娩过畸形孩子，或夫妻是否染色体异常，本次妊娠胎宝宝是否有其他结构畸形等，综合判断是否做有创的检查来除外胎儿先天性的染色体异常。

对染色体正常的宝宝，能在妊娠中期及时发现并认真的管理，大部分生长受限或生长缓慢的胎儿都能得到改善。但是在近足月或分娩时，要加强对这部分宝宝的监护，及时发现胎心和羊水的异常。孕妈妈也要更加关注宝宝的胎动，因为生长受限的胎儿体重还是相对轻一些，对宫缩的耐受性差，容易出现胎儿宫内窘迫即宫内缺氧的情况。

第九章

母乳喂养和哺乳期营养

母乳喂养是一种喂养方式，也是一种生活方式。

一个健康的母亲可以提供足月儿正常生长到 6 个月所需要的各种营养素、能量和液体量，帮助提升婴儿免疫力，母乳喂养具有许多人工喂养所不可替代的优点。

母乳喂养有利于婴儿健康成长，母乳中特别是初乳，含有婴儿所需要的丰富营养，是任何乳制品不可替代的优质乳，婴儿能吮吸到母乳，对婴儿的健康成长是十分有益的，可谓是百益无害。

母乳喂养有利于增强婴儿抵抗力、免疫力。母乳中，尤其是初乳含有大量的婴儿需要的抗生素，能够预防感染，这是其他任何乳制品、食物不可完全具备的，是母乳独有的。因此，婴儿吮吸了母乳，就增强了抵抗力、免疫力，让婴儿少生病或不生病。

母乳喂养有利于婴儿消化和健康发育。母乳具有多方面的优点，且营养均衡、配比最佳。因此，采用母乳喂养法，有利于婴儿的消化，有利于促进婴儿健康发育，健康成长。

一、为什么说母乳是最好的婴儿食品？

妈妈的乳汁非常特殊。世界上没有哪两个妈妈的乳汁是一样的，也没有哪两个宝宝需要的乳汁是一样的。妈妈的乳汁是为宝宝量身定制的。即使是同一位妈妈在哺乳期分泌的乳汁成分也不是一成不变的。

产后 7 天内所分泌的乳汁称初乳。由于含有 β 胡萝卜素故色黄，含蛋白质及有形物质较多，故质稠，开始三天内乳房中乳汁尚未充盈之前，每次喂乳亦可吸出初乳 2～20ml。初乳中蛋白质量比成熟乳多，尤其是分泌型 IgA（SIgA），曾被称为出生后最早获得的口服免疫抗体，脂肪和乳糖含量则较成熟乳少。初乳中含有生长因子，促进小肠绒毛生长，阻拦不全蛋白代谢产物进入血液，从而减少过敏反应。初乳有通便作用，能使胎粪早日排放。因胎粪含有胆红素，其中 50% 能被肠道重吸收，所以初乳能减轻高胆红素血症发生的概率。初乳中磷脂、钠、维生素 A、维生素 E 含量也高。

产后 7～14 天所分泌的乳汁称过渡乳。其中所含蛋白质量逐渐减少，而脂肪和乳糖含量逐渐增加，系初乳向成熟乳的过渡。

产后 14 天后所分泌的乳汁称为成熟乳，实际上要到 30 天左右才趋于稳定。

每次哺乳，宝宝开始吸入的乳汁叫前乳，后吸入的乳汁叫后乳。前乳带蓝色，蛋白质、乳糖含量多，含水分也多，所以母乳喂养的孩子，不需另外给水喝。后乳色发白，脂肪含量高，能为婴儿提供能量。这就要求婴儿先吸空一侧乳房，再吸另一侧，这样才能取得全程乳汁。

母乳中的免疫因子会根据孩子的身体状况进行调整。当宝宝的身体受到新的病菌或病毒侵袭时，会通过吸吮乳汁将这个新敌人传送到妈妈身体里。妈妈的身体会立刻根据"敌情"制造免疫白细胞和球蛋白，再通过乳汁传送给宝宝，在宝宝体内建立屏障，保护宝宝不受感染。

并且母乳中的几种主要成分也是为宝宝量身定做的。

1. 脂肪

母乳中变化最大的成分，随着宝宝成长的变化而变化。乳汁中的脂肪含量在一次喂食当中会有变化，在一天的不同时段也会有变化。随着宝宝的成长，它会随时自我调整，以满足宝宝的能量需求。宝宝刚开始吸入的乳汁为前乳，脂肪含量比较低，随着喂食的增多，脂肪含量稳固增长，直到宝宝吃到后乳，脂肪含量较高，这时的母乳含有饱食因子，宝宝知道什么时候停止吃奶，会有吃饱满意的感觉。

一天中总有几次，宝宝是因为口渴或满足自己的情感需要吸吮几分钟。但如果他真的饿了，就会吸更长时间，花更多的力气，最终吸到后乳，获得更多的能量。而宝宝半岁之后，需要的热量较前减少，母乳也会自动从"全脂"转化为"低脂"。在猛长期，宝宝频繁吃奶，此时母乳中脂肪含量上升，以适应宝宝快速生长所需的能量。母乳的含量和分泌量都是和宝宝的需求息息相关的，宝宝在满足自己食物需求方面是一个积极的参与者。

母乳中脂肪球少，且含多种消化酶，加上小儿吸吮乳汁时舌咽分泌的舌脂酶，有助于脂肪的消化，故对缺乏胰脂酶的新生儿和早产儿更为有利。此外，母乳中的不饱和脂肪酸对婴儿脑和神经的发育有益。

母乳中含有的脂肪酸对婴儿的生长发育有着重要的意义，尤其是能够提供婴儿体内不能合成的必需脂肪酸，如亚油酸和亚麻酸及一些长链多不饱和脂肪酸，如花生四烯酸和二十二碳六烯酸。母乳中的脂肪酸对神经组织的生长发育至关重要，是形成髓磷脂的重要成分，髓磷脂是一种包裹在神经外围的绝缘外壳，起保护作用，使神经电波反应更迅速，能够更准确地达到目的地。

母乳脂肪酸组成随泌乳期延长而发生改变，从初乳至过渡乳，各脂肪酸的绝对含量都是逐渐增加的。而从过渡乳至成熟乳略有下降，但成熟乳中的含量仍高于初乳。初乳尤其是最初2天的乳汁中总饱和脂肪酸百分比含量较低，而总不饱和脂肪酸含量较高。随着泌乳期的延长，中链脂肪酸百分比含量逐渐升高，而长链脂肪酸百分含量逐渐下降。如在分娩后的2～5天，多不饱和脂肪酸含量为17%，至第12周时降低为

15%。长链多价不饱和脂肪酸（如AA和DHA）的百分比含量也随泌乳期延长逐渐下降，足月儿母乳中的AA从初乳时的3.0%下降至成熟乳时的0.7%，DHA从0.7%下降至0.4%；而早产儿母乳中的AA从2.1%下降至0.6%，DHA从0.6%下降至0.4%。由于人乳中的脂肪酸成分受到母亲的营养状况、饮食习惯等因素的影响，不同地区和不同国家的母乳中脂肪酸的成分会有较大差别。

脂肪家族里第二个重要成员是胆固醇。跟其他种类的脂肪一样，胆固醇也能促进大脑发育，还是组成激素、维生素D和胆汁的基本成分。胆固醇在母乳中含量较高，在牛奶中比较少，在奶粉中几近于无。第一年只喝母乳的婴儿，其血液中胆固醇的含量比喝奶粉的婴儿高很多。在大脑发育最迅速的阶段，血液中胆固醇的含量也较高。

健康中国·名家科普

2. 蛋白质

母乳中蛋白质是婴幼儿建造机体的重要物质基础，机体的每一个细胞及所有的重要活性物质都要有蛋白质参与。母乳的主要蛋白质是乳清蛋白，包括乳铁蛋白、α乳清蛋白和α-乳白蛋白，约占总蛋白质的70%；酪蛋白主要是β-酪蛋白和K-酪蛋白，为总蛋白质的30%左右。酪蛋白与乳清蛋白的比例适当，易于消化吸收，营养价值高。

人乳和牛乳中乳白蛋白与酪蛋白的比例不同。人乳中乳白蛋白占总蛋白的70%以上，与酪蛋白的比例为2∶1，牛乳的比例为1∶4.5。乳白蛋白可促进糖的合成，在胃中遇酸后形成的凝块小，利于消化。而牛奶中大部分是酪蛋白，在婴儿胃中容易结成硬块，不易消化，且可使大便干燥。人乳中含牛磺酸较牛乳为多。牛磺酸与胆汁酸结合，在消化过程中起重要作用，它可维持细胞的稳定性。

母乳蛋白质含量随泌乳期延长而变化，初乳蛋白质的含量最高，为成熟乳的2倍。随泌乳期延长蛋白质含量逐渐下降，至成熟乳达平衡。同时，游离氨基酸以及构成蛋白质的氨基酸含量亦逐渐下降，但从现有国内资料看，游离氨基酸以及构成蛋白质的氨基酸不但在种类上没有全面测定，而且发表结果亦存在着很大差别。这是由于个体间乳腺动脉血中摄取氨基酸速率、蛋白质转变速率、乳腺中氨基酸合成和降解的速率及乳汁分泌的速率等均存在差异，导致个体的母乳中氨基酸含量变异较大。

不论初乳、过渡乳或成熟乳，其中谷氨酸／谷氨酰胺均是构成蛋白质的氨基酸中含量最丰富的，其次为亮氨酸、天冬氨酸和脯氨酸，而含硫氨基酸半胱氨酸和蛋氨酸则是构成蛋白质的氨基酸中含量最少的。母乳中游离氨基酸随泌乳期延长其绝对含量下降，而相对含量升高。其中谷氨酸／谷氨酰胺含量随泌乳期延长迅速升高，成为过渡乳和成熟乳中含量最丰富的游离氨基酸，成熟乳中谷氨酸／谷氨酰胺含量已达到初乳时的 2 倍。牛磺酸随着泌乳期延长其含量虽逐渐下降，但仍为过渡乳和成熟乳中仅次于谷氨酸／谷氨酰胺的含量丰富的游离氨基酸。

母乳中不但含有大量足够婴儿 4 ～ 6 个月内发育生长的蛋白质，而且还含有很多具有生物学功能的蛋白质，如乳铁蛋白、免疫球蛋白和溶菌酶等。乳铁蛋白的含量随哺乳期的延长而逐渐下降；溶菌酶是一种能溶解细菌细胞壁的非特异性酶，能抑制肠道中致病菌的生长；免疫球蛋白在产后第 1 天的乳汁中含量最高，第 2 天迅速下降。

母乳中含有专为婴儿成长而设计的蛋白质。这些强有力的促生长物质不可能人工合成，也绝对买不到。每一种特别要素都对宝宝有好处。

奶（包括牛奶、奶粉和母乳）中含有两种主要的蛋白质：乳清蛋白和酪蛋白。乳清蛋白容易消化吸收，酪蛋白易凝结成块，不易被胃肠道吸收。母乳中大部分是乳清蛋白，而牛乳和奶粉中以酪蛋白为主。宝宝的肠胃喜欢母乳中的蛋白质，因为他们很容易消化吸收，不会产生抗拒。而对于牛乳或奶粉，消化系统必须付出更多努力才能分解这些团状的凝集物。肠胃是宝宝营养的守卫，让更好的蛋白质进入血液，而把可能危及身体的蛋白质（过敏原）挡在门外。6 个月前，宝宝的胃肠道不成熟，渗透性强，不属于人体的蛋白质也能通过。大概 6 个月后，胃肠功能成熟，可排斥不适合的蛋白。只给宝宝母乳，直到他的胃肠发育成熟，这是让潜在的过敏蛋白远离宝宝血液的最安全方式。

除了乳清蛋白，母乳中还有很多牛乳及奶粉中没有的蛋白质。牛磺酸，能够促进大脑和神经系统发育；乳铁蛋白，除高效转运铁外，还能保护宝宝肠胃里的有益细菌；溶菌酶，可抵抗有害细菌。

3. 碳水化合物

碳水化合物的主要功能是供给能量，它所供给的能量占总能量的比例大，氧化最终产物是 CO_2 和水，对机体无害，且神经系统活动所需要的能量只能由葡萄糖提供。母乳中的碳水化合物以乳糖为主，此外，还有少许葡萄糖、半乳糖、糖胺、低聚糖等。碳水化合物在泌乳各阶段变化不大，在过渡乳后含量基本稳定，而且与乳母膳食摄入量关系不大。

人乳低聚糖不仅种类多（目前已在人乳中分离出 100 多种），含量也高，是仅次于乳糖和脂肪的固体成分。

母乳中所含乳糖比牛羊奶含量高，对婴儿脑发育有促进作用。母乳中所含的乙型乳糖有间接抑制大肠杆菌生长的作用，而牛乳中是甲型乳糖，能间接促进大肠杆菌的生长。另外，乙型乳糖还有助于钙的吸收。除了脑和骨骼外，宝宝的肠胃也需要乳糖，它能促进肠道内的有益细菌双歧杆菌的生长。

4. 微量元素

不同时期、季节和不同年龄的乳母，其母乳中维生素 A 含量无显著性差异，不同地区和城乡间母乳中维生素 A 含量有非常显著性差异，说明哺乳期乳母的乳汁中维生素 A 含量与乳母年龄和母乳喂养期无关，与乳母的生活环境密切相关。母乳中维生素 E 的浓度以初乳最高。婴儿出生后母乳喂养能促进新生儿血液内维生素 E 浓度增高，至出生后 1 个月能达到成人水平。母乳维生素 E 的水平也主要与乳母的饮食习惯和经济状况有关。母乳中的其他维生素也很充足，能为婴儿提供足够的维生素

C、硫胺素、烟酸、核黄素、叶酸、维生素 B_{12}、泛酸等。

母乳中钙磷的比例为 2∶1，易于吸收，对防治佝偻病有一定作用。而牛奶为 1.2∶1，不易吸收。母乳中锌的吸收率可达 59.2%，而牛乳仅为 42%。母乳中铁的吸收率为 45%～75%，而牛奶为 13%。此外，母乳中还有丰富的铜，对保护婴儿娇嫩心血管有很大作用。

母乳中矿物质含量的比例适宜，生物利用率高，能满足婴儿生长发育需要。钙是婴儿发育特别重要的矿物质元素，母乳中钙的含量在哺乳期没有显著变化，不受乳母膳食钙摄入量的影响，因为体内有恒定机制维持血钙正常。铜在不同泌乳期的含量各异，以产后 12 天最高，并随泌乳期延长而逐渐下降。不同地区乳汁中铜含量存在一定差异，与乳母膳食中动物性蛋白质摄取量呈正相关。锌是人体必需微量元素之一，母乳锌含量随着泌乳期延长而逐渐下降，产后 6 个月比产后 7 天时下降了29.5%。研究显示，母乳锌含量与乳母膳食中动物性来源锌及动物性蛋白质摄取量呈正相关；但也有研究者认为膳食锌不影响母乳锌含量。铁是人体含量最多的一种必需微量元素，对于不同泌乳期乳汁中铁含量的变化存在不同的观点，多数研究者认为母乳铁含量随着泌乳期延长而逐渐下降。母乳中铁含量似乎是由乳腺中运铁蛋白自稳调控的，不受乳母铁状态和膳食摄入量影响。初乳中的镁含量显著高于过渡乳及成熟乳，随乳期延长逐渐下降。其他矿物质，磷、钠、钾、氯、硒、钴、硅、氟含量随着泌乳期延长逐渐下降，锰、锗、铝含量逐渐升高，铬在人乳不同泌乳期的含量无显著性差异。

5. 其他物质

母乳中还含有许多酶，如淀粉酶、过氧化酶、碱性磷酸酶、酸性磷酸酶、脂肪酶等，易于乳汁的消化；另外还含有多种促生长因子，包括表皮生长因子，神经生长因子，类胰岛素生长因子，人类母乳促生长因子Ⅰ、Ⅱ、Ⅲ型等，有利于婴儿的生长发育。母乳尤其是初乳中含有丰富的免疫细胞（巨噬细胞、中性粒细胞及淋巴细胞），具有极强的杀菌活力。

6. 母乳中的保护因子

白细胞：每一滴母乳中都含有成百上千的白细胞，他们在宝宝的胃肠中侦查和杀死有害细菌。在最初几周的含量最为丰富，随着宝宝自身免疫系统的完善，母乳中白细胞的数量会逐渐降低。不过在产后至少6个月中，他们会一直存在于母乳中。除了抑制感染外，这些宝贵的细胞还能像血液一样负责运输酶、生长因子和免疫球蛋白。

免疫球蛋白：除了白细胞外，妈妈的乳汁中还含有免疫球蛋白，一种抗感染的蛋白质。在出生后的6个月，宝宝的免疫系统还不成熟，能起到保护性的抗体也不够。虽然在出生后不久，宝宝自身就能制造一些抗体，但要到9～12个月后才能达到适当的保护水平。母乳中的免疫球蛋白可以保护宝宝，这个过程需一年左右。

母乳中的有益分子和细胞在积极地帮助婴儿免受感染。长期以来，医生知道相对人工喂养的宝宝，喂母乳的宝宝感染概率要低很多。直到最近，多数医师推荐给宝宝母乳喂养，这种方式更好、更简单，而且直接从乳房供应的乳汁可以完全避免细菌侵袭。通常，配方奶必须用水混合并放入奶瓶，可能容易受细菌污染，即使使用"已消毒配方奶"的宝宝仍然比吃母乳的宝宝更容易遭受食管、耳道、呼吸道和尿道的感染。而母乳可以积极地在各方面帮助新生儿避免各种疾病，母乳的保护能力对婴儿出生最初数个月非常重要，因为婴儿的免疫系统是不完全成熟的。联合国儿童基金会（UNICEF）和世界卫生组织建议"母乳喂养二年甚至更久"。的确，儿童的免疫反应在5岁前都无法达到健全。

吃母乳的婴儿获得抗体、蛋白质和免疫细胞的多重保护。所有婴儿出生前会从母体获得一些抵抗力。婴儿通过胎盘吸收到妈妈传递的抗体，婴儿出生后的数周至数月，这些蛋白质抗体仍然存在他们的血液里，作用是中和微生物（如细菌和真菌），使这些微生物被婴儿身体的免

健康中国·名家科普

疫系统消化、分解、破坏和吞噬。

二、为什么母乳有免疫保护作用？

抗体，又名免疫球蛋白（immunoglobulins），分为 5 种：免疫球蛋白 G（IgG）、免疫球蛋白 A（IgA）、免疫球蛋白 M（IgM）、免疫球蛋白 D（IgD）、免疫球蛋白 E（IgE），全部含于母乳中，含量最多的是免疫球蛋白 A，特别是分泌性的免疫球蛋白 A（Secretory IgA，SIgA），成年人的肠管和呼吸道存在最多。这类型的抗体包含着两种结合的免疫球蛋白 A 分子和一种分泌性元素，它们似乎保护着抗体不被胃内的胃酸和肠管内的消化酶破坏。吃奶粉的婴儿缺少母乳抗体的保护，他们要待数周甚至数月大，直至身体能制造分泌性免疫球蛋白 A 才有能力与入侵的病菌作战。

母乳中分泌性的免疫球蛋白 A 分子传到婴儿的体内时，其威力不单是黏附着微生物使它们远离身体组织。首先，当婴儿身边出现病菌时，婴儿从母乳中吸收的免疫球蛋白能集合输送很多抗体迎击这些病菌。与此同时，妈妈由进食或呼吸接触到病菌时，她体内立即合成抗体。妈妈体内产生的抗体是针对接触到的病菌，这些抗体黏着病菌而不会浪费时间去攻击非病菌的物质。由于妈妈的身体只会生产她身处环境所接触到的病原抗体，因此可以保护出生后数周的婴儿减低染上传染性病毒的机会。同时，抗体不会影响婴儿肠管内能排除有害物质的益菌，因此更加提高抵抗力。研究暂时未能解释妈妈的身体如何能知道单是制造对抗细菌的抗体而不伤害正常的益菌，无论如何，整个过程只会增加婴儿肠管内的益菌。

分泌性的免疫球蛋白 A 还有保护幼儿身体免受损害的功用，它不像其他的抗体，去除疾病之余不会对身体产生炎症，而其他的化学物在消灭微生物的时候会伤害正常健康的组织。生长期幼儿的肠黏膜是非常易损的，过量的化学物可以使肠管造成极大的伤害。奇妙的是，分泌性的免疫球蛋白 A 除了可以保护肠管以外，还可以保护身体其他部位的黏

健
康
中
国
·
名
家
科
普

膜，如呼吸道的黏膜。很多国家，尤其中东、西南美洲和北非洲，女性用母乳当药滴进发炎的眼睛。

除了分泌性的免疫球蛋白 A，母乳还有很多可以阻止微生物黏附在黏膜表面的分子。寡糖，为单链糖类，通常含有与一些结合位点类似的域，细菌正是通过这些结合位点得以进入肠道上细胞。因此，这些糖可拦截细菌，形成无害的婴儿可以排泄掉的复合物。除此以外，母乳含有名为黏蛋白的大分子，其成分大部分是蛋白质和碳水化合物，亦有能力黏附着细菌和病毒，将它们排出婴儿体外。

母乳中的分子还有其他宝贵的功能，如很多致病的细菌会在铁质生长，而乳铁蛋白的蛋白分子可以锁住两个铁原子，可以使铁质消失因而阻止细菌扩散，它的存在能有效减慢导致幼儿重病的葡萄球菌的繁殖。乳铁蛋白可以分解细菌消化碳水化合物的过程，继而限制细菌的生长。同样地，维生素 B_{12} 锁住蛋白质，正如其名，它可使微生物失去维生素 B_{12} 作营养。双歧因子，是母乳中最早为人们所知的抗病因子之一，可促进一种有益菌——双歧杆菌的生长。母乳中的游离脂肪酸可以摧毁有包膜的病毒，如水痘。干扰素有极强的抗菌活性，见于妈妈生产后的头数天所生产的黄色乳汁——初乳。同时，初乳含大量的纤维糖蛋白，就算微生物未被抗体找到，纤维糖蛋白也能够增强吞噬细胞的攻击力，使它们吸收微生物。如同免疫球蛋白一样，纤维糖蛋白可减少炎症的出现，它同时可以帮助修复炎症后损毁了的组织。

此外，在消化道中巨噬细胞能够和淋巴细胞一起抵抗侵袭病菌。淋巴细胞构成了母乳中剩余 10% 的白细胞，大约 20% 的这些细胞是产生抗体的 B 型淋巴细胞，其余是 T 型淋巴细胞，它们可以直接杀死感染细胞或者发出调动免疫系统其他部位的化学信号。母乳中的淋巴细胞似乎与血液中的淋巴细胞表现不同。例如，母乳中的淋巴细胞会在大肠杆菌（一种能够导致婴儿致命疾病的细菌）存在的情况下激增，但它们对婴儿威胁较少的介质的反应却远比血液中的淋巴细胞慢。母乳中的淋巴细胞也生成一些细胞因子，包括可以加强婴儿自身免疫能力的 γ 干扰素，入侵干扰因子和单核细胞趋化因子等。

比起人工喂养的宝宝，母乳中的一些因子会促使婴儿的免疫系统更快成熟。比如，母乳喂养的宝宝会对疫苗产生更多的抗体。同样，母乳中一些特定激素（如皮质醇）和更小分子的蛋白质（包括表皮生长因子、神经生长因子、胰岛素生长因子和促生长因子 C）作用是闭合初生儿黏膜小孔，使不必要的病原体和其他有害的分子难以穿透黏膜进入婴儿体内。事实上，动物实验表明，喂食其妈妈奶的动物产后肠道发育迅速。同时，动物也同样获得含有极高浓度的表皮生长因子的初乳，使发育更加迅速。

其他一些未知的母乳中的成分可以刺激婴儿本身产生 SIgA、乳铁蛋白和溶菌酶。这三种物质均被发现大量存在于母乳宝宝的尿液中，远大于人工宝宝。然而，母乳宝宝不能将这些分子经由肠道吸收，这表明这些分子是在泌尿道黏膜中产生的。换言之，母乳可能会引发尿道本身的免疫力。同时，母乳中的一些因子能让母乳宝宝相对人工喂养宝宝自体产生更多的纤维糖蛋白（维持机体完整及防御的主要物质之一）。

三、新妈妈喂奶多长时间最好？

有很多人认为母乳到了六个月后就没有营养了。但是大部分人都不知道，这其中也出现了一个几乎 99% 的人都认为理所当然的内容却是错误的认识，那就是六个月后母乳免疫球蛋白减少。

其实，目前医学界普遍认为：虽然因为六个月后添加辅食的原因，孩子获得母乳的总量减少，但是抗体和免疫因子的水平却提高了。这对正在把石子放进嘴里，亲吻小狗，从幼儿园或日托班的其他孩子那里沾染病菌的宝宝来说，是重要的预防措施。

关于"母乳六个月后免疫球蛋白减少或消失"有没有科学道理呢？这句我们大部分人认为是事实的话，竟然是不折不扣的"谣言"！但是因为这个观点流传太过于深入人心，所以并没有引起重视。因为在各大育儿平台，几乎都有关于这个论点的一致阐述。

原来母乳中的免疫球蛋白总量是不变的，如果乳汁因宝宝添加辅食而减少，则其中的免疫球蛋白反而显得更高。这对于一岁甚至一岁半之后的宝宝都尤为重要。因为当他们遭遇学步的挫折、社交的恐惧、分离的焦虑时，母乳是当时他们最好的心理安慰和支持。

那有的妈妈会说了，如果不是因为六个月后的母乳免疫球蛋白减少，为啥六个月后的宝宝就会生病呢？而六个月前的宝宝几乎不生病。这就有可能是这条"谣言"如此深得人心的支撑点吧。

但是正确的解释是这样的：宝宝从妈妈体内出生时，是带了妈妈的抵抗力而来的，这个抵抗力可以保护宝宝在半岁内免受一般疾病的侵袭。也就是前六个月是"妈妈身体里带来的抵抗力＋母乳给的抵抗力"，所以双重保护更加安全。而六个月后要开始逐步建立自己的抵抗力，妈妈身体里带来的抵抗力消失，而不是母乳中的抵抗力消失，所以开始被疾病侵袭，开始从与疾病的战斗中逐步建立自己的抵抗力。也就是此时母乳中的免疫球蛋白才显得尤为重要。

如果六个月就断奶，可想而知宝宝没有了妈妈带来的抵抗力，又缺乏母乳中免疫球蛋白的保护，患病风险将高于母乳喂养的宝宝。老话说：皇帝吃奶到七岁。其实这是有一定道理的，因为六岁之内儿童的抵抗力都在建立的过程中，直至七岁方可基本完善。所以吃到七岁等于被母乳中的免疫球蛋白保护到七岁，对于过去缺医少药的年代，是非常重要的。当然，现在社会没有了奶妈这个职业，妈妈们也都走上职场顶起半边天，想要任性到七岁，确实很少见了，但是我们依然希望能够做到自然离乳。

四、哺乳是增进母子感情的好办法

母乳喂养可以增进母子之间的感情，对日后孩子的健康发展有着不可估量的作用。俗话说，母子连心。新妈妈们通过婴儿吮吸母亲乳头的刺激，能增进母亲对婴儿的抚爱、关爱、疼爱之情，婴儿通过吮吸母乳，与母亲有切肤之温暖，切肤之亲近，既感到安全，又感到高兴。因此，母子之间的情感就在这微妙之中不断沟通与递进，不断增进和升华。

五、母乳是宝宝生长发育的最佳食品

婴儿期是人一生中生长发育最快的时期，也是均衡喂养的关键时期。体质量和身长则是评价婴幼儿生长发育水平和营养状况的最主要和常用指标。在出生后 3 个月和 6 个月时，母乳喂养的婴儿的身高和体重都高于人工喂养的婴儿。这是因为母乳中含有的蛋白质、脂肪、碳水化合物、矿物质和维生素等各种营养物质比例适宜，能很好地满足婴幼儿生长发育需要。母乳脂肪颗粒小，含有脂肪酶，较易消化，而且含有丰富的抗炎因子，能保护婴幼儿消化道免受细菌和病毒的侵袭，减少胃肠道疾病的发生。母乳中含有多种人类激素，可调控婴幼儿生长，如上皮生长因子、类胰岛素生长因子、神经生长因子、脂联素等，具有促进骨骼、肌肉和结缔组织生长的作用。另外，母乳乳量会随小儿生长而增加，温度及泌乳速度也较为适宜，几乎为无菌食品，简便又经济，这对婴幼儿的体格发育也会有一定的影响。

婴儿期是儿童智能快速发展的关键时期。母乳喂养的婴幼儿在语言、运动方面的发育明显会比人工喂养的婴幼儿好，其原因在于以下几个方面：①母乳中含有较高的清蛋白、牛磺酸、长链多不饱和脂肪酸等物质，对脑发育、神经髓鞘形成具有重要作用；②母乳中含丰富的乙型乳糖，利于脑发育；③母乳中各种微量元素的含量均较丰富，尤其是锌在人体内参与了氨基酸、蛋白质和核酸的代谢和细胞分裂；④母乳中钙磷比例适宜，可减少佝偻病的发生及其对智能的影响；⑤母乳含有各种低聚糖，它们作为一种可溶性的膳食纤维保护婴儿免受病原微生物侵害，还是大脑发育必需的唾液酸和半乳糖的重要来源。另外，母亲哺乳时通过皮肤接触、目光交流、爱抚及哺乳前后语言和感情交流，可对婴儿进行启蒙教育等均有利于婴儿感知觉的发育。母乳可促进大脑发育，特别是脑白质的增长，延长母乳喂养时间可以有效促进儿童的智力发育。所以说，母乳喂养对婴幼儿的认知功能和智能发育都有重要的影响。

六、母乳喂养是新妈妈身体迅速恢复的法宝

母乳喂养不仅对宝宝好，对妈妈也是最好的。

当宝宝紧紧依偎在你的怀抱里，小嘴吮吸着，小手抚摩着你的乳房，你会强烈地感受到自己和孩子之间无法取代的独特关系，母爱被充分唤起。

有时婴儿哭闹并不是饥饿，但喂奶是安抚宝宝的好办法，宝宝需要吮吸妈妈乳房时的那份安全感。

母乳喂养有利于产妇恢复身体健康。新妈妈哺乳时释放的荷尔蒙可以促进子宫很快恢复到正常大小，而且乳汁的分泌会消耗妊娠期间积蓄的脂肪。新妈妈在妊娠、分娩的过程中，身体、精神都发生了变化，如果产后能采用母乳喂养，就能帮助她的子宫恢复，减少阴道流血，预防产后贫血，促进身体快速康复。同时，还有助于推迟新妈妈再妊娠。

母乳喂养可减少女性患卵巢癌、乳腺癌、子宫内膜癌的概率。目前医学界普遍认为：对孩子母乳喂养的时间长短是影响妇女患乳腺癌的重要因素，甚至超过了遗传因素。母乳喂养是降低乳腺癌危险少有的几种自然方法之一，如果母乳喂养超过六个月以上，就可以使乳腺癌的患病概率降低5%；母乳喂养2年以上，乳腺癌危险会降低近一半。

不仅如此，对孩子进行母乳喂养的母亲，患卵巢癌和糖尿病的风险也比较低；而且喂母乳的时间越长，母体患这些疾病的可能性越低。同时，进行母乳喂养的女性血脂水平更健康，患心脏病的风险也低于不进

行母乳喂养的女性。哺乳过程还能够促进女性骨骼再矿化，可能有助于降低绝经后骨质疏松症的发生风险。新妈妈母乳喂养新生儿还能够降低产后抑郁症。另外，坚持母乳喂养，还可以促进子宫收缩，有效地消耗怀孕时累积的脂肪，促进身材的恢复。

因此，坚持母乳喂养，自然离乳，不仅对于宝宝有益，还对于妈妈的恢复有不可替代的作用。

七、母乳喂养的方法

1. 孕前积极进行乳房保养

戴宽松的胸罩，防止过紧使乳腺发育不良及胸罩上的纤毛阻塞乳腺管，及早向医生请教矫正内陷或扁平乳头的有效方法。

2. 分娩后尽早给婴儿开奶

按照世界卫生组织和联合国儿童基金会的新规定，产后30分钟内尽可能给婴儿开奶，新生儿与妈咪同室同床，以便以不定时、不定量的哺乳原则按需喂养，使婴儿得到最珍贵的初乳。虽然妈咪可能是身心疲惫，乳房也不感到胀，但一定要及早让婴儿吸吮乳房，以免失去最佳时机。

3. 随时给婴儿喂母乳

一开始不必硬性规定喂母乳的次数、间隔和喂奶量，应该是每当婴儿啼哭或觉得该喂了就抱起喂母乳，婴儿能吃多少就吃多少，这样可使妈咪体内的催乳素分泌增多，从而使泌乳量增加，并且还可预防妈咪发生乳腺炎，避免影响婴儿吃母乳。

4. 喂奶时要注意正确的喂奶姿势

帮助婴儿含吸住乳头及乳晕的大部分，这样可以有效地刺激泌乳反射，使婴儿能够较容易地吃到乳汁；同时注意不要留有空隙，以防空气乘虚而入。用奶瓶喂时，也应让奶汁完全充满奶头。喂完奶后，最好让婴儿趴在大人肩上，用手轻拍婴儿后背，拍出嗝来再把婴儿放下。婴儿放下后头最好偏向一侧，这样即便吐奶也不容易呛咳，避免呕吐物吸入气管。

5. 科学合理摄取丰富的营养

要想乳汁分泌旺盛并营养成分优良，妈咪的热能及营养素的需要也相对增加，所以每日应多吃几餐，以 4 ～ 5 餐较为适合；在两餐之间最好饮水或其他饮料。但并非进食得越多就越好，因为在坐月子时卧床时间多而活动减少，而摄入的却主要是高热量或肥甘的食物。如果摄入太多，不仅不能增加泌乳量，反而会造成胃肠不适而使乳汁减少。

八、产褥期注意事项

产后妈妈和宝宝的新生活，从产褥期开始。产褥期（传统的"坐月子"只是产褥期的前 30 天）是指胎儿、胎盘娩出后的产妇身体、生殖器官和心理方面调适复原的一段时间，需 6 ～ 8 周，也就是 42 ～ 56 天。

1. 产褥期身体的变化

孕妈妈为了适应胎儿的发育以及为分娩进行准备，生殖器官及全身发生了很大变化，分娩后则通过一系列变化，使生殖器官及全身（除乳房外）又恢复到非孕状态。自胎盘娩出后，新妈妈便进入了产褥期。在这段时间里，妈妈的身体变化包括：

（1）一般情况

产后的体温多数在正常范围内。若产程延长致过度疲劳时，体温可在产后最初 24 小时内略升高，一般不超过 38℃。不哺乳者于产后 3 ～ 4 天因乳房血管、淋巴管极度充盈也可发热，体温达 38.5℃，一般仅持续数小时，最多不超过 12 小时，体温即下降，不属病态。产后的脉搏略缓慢，每分钟为 60～70 次，与子宫胎盘循环停止及卧床有关。

（2）乳房

女性乳房的功能是泌乳、排乳和哺乳的维持。乳汁是通过一系列复杂生理过程由腺泡细胞所分泌并排入腺泡腔内，再通过乳管从乳头排出。排出是一个复杂的生理反射活动，约需 8 种激素参与这一生理过程，但最重要的是脑垂体前叶分泌的催乳激素和脑垂体后叶产生的催产素。这两种激素对乳汁的生成及排出是必需的。正常人血中这种激素水平很低，妊娠后则逐渐升高，可达正常人的 20 倍，这就为产后乳房分泌作好了准备。催乳素和催产素的分泌受产妇的情绪、精神状况和营养状态的影响，如情绪紧张、焦虑、烦恼、恐惧、过度疲劳及营养不良等，都可抑制这两种激素的分泌，故要增加乳汁分泌，就要保持精神愉快，注意充分休息，进食营养丰富的食物，增加婴儿的吸吮次数及时间，这样有助于乳汁的旺盛分泌。

（3）生殖系统

产后随子宫蜕膜（特别是胎盘附着处蜕膜）的脱落，含有血液、坏死蜕膜等组织经阴道排出，称恶露。正常恶露有血腥味，但无臭味，持续 4～6 周，总量为 250～500 毫升，个体差异较大。血性恶露约持续 3 天，逐渐转为浆液恶露，约 2 周后变为白色恶露，约持续 3 周干净。上述变化是子宫出血量逐渐减少的结果。若子宫复旧不全或宫腔内残留胎盘、多量胎膜或合并感染时恶露量增多，血性恶露持续时间延长并有臭味。

产后第 1 日因宫颈外口升至坐骨棘水平，致使宫底稍上升平脐，以后每日下降 1～2cm，至产后 10 日子宫降至骨盆腔内。在产褥早期因宫缩引起下腹的阵发性剧烈疼痛，称为产后宫缩痛。于产后 1～2 日出现，持续 2～3 日自然消失，经产妇症状偏重。

分娩后的外阴轻度水肿，于产后 2～3 日内自行消退。会阴部若有轻度撕裂，或会阴切口缝合后，均能在 3～5 日内愈合。处女膜在分娩时撕裂形成残缺不全的痕迹，称为处女膜痕。若能于产褥期坚持做产后健身操，盆底肌有可能恢复至接近未孕状态。

（4）其他系统

1）血液及循环系统的变化：产妇早期血液仍处于高凝状态，有利于胎盘剥离创面迅速形成血栓，减少产后出血量。纤维蛋白原、凝血酶、凝血酶原于产后2～3周内降至正常。红细胞计数及血红蛋白值逐渐增多。白细胞总数于产褥早期仍较高，中性粒细胞增多，淋巴细胞数减少。血小板数增多。红细胞沉降率于产后3～4周降至正常。

2）消化系统的变化：产后胃肠肌张力及蠕动力减弱，约需2周恢复。产褥期容易发生便秘。

3）泌尿系统的变化：于妊娠期体内滞留的多量水分，在产褥早期主要经肾排出，故产后最初数日的尿量增多。肾盂及输尿管生理性扩张，需4～6周恢复正常。在分娩过程中，膀胱受压致使黏膜水肿充血及肌张力降低，以及会阴伤口疼痛、不习惯卧床排尿等原因，容易发生尿潴留。

4）内分泌系统的变化：哺乳产妇垂体催乳激素于产后数日降至60μg/L，吸吮乳汁时此值增高；不哺乳产妇则降至20μg/L。不哺乳产妇通常在产后6～10周月经复潮，平均在产后10周左右恢复排卵。哺乳产妇有的在哺乳期月经一直不来潮，平均在产后4～6个月恢复排卵。

2.产褥期注意事项

产褥期是妈妈和宝宝新生活的开始，有许多注意事项：

（1）产褥期的休息环境

产褥期是产妇恢复身体、开始承担并适应母亲角色的重要时期。在此期间，母体各个系统的变化很大，子宫内有较大的创面，身体未完全康复。因此，产妇要特别注意保健，以保障母婴身体健康。产妇休息、哺乳都需要一个良好的环境（温度20～24℃、湿度55%～65%），居室要安静、整洁，光线充足，保持空气新鲜，温度适宜。通风时避免对流风直吹产妇，夏季要注意防暑，避免电扇直接吹向产妇，谨防感冒，可用空调保持室内温度（25℃）。冬季注意保暖，每日开窗换气，先将产妇和婴儿送到另一间屋子，然后通风，每次20分钟，上下午各一次。被褥要清洁、松软。产妇每日刷牙，保持口腔卫生。衣着厚薄适当，勤用热水擦浴或沐浴，及时更换衣服、被单和会阴垫，保持床单清洁、干燥、卫生。产后每天测体温、脉搏、呼吸2次。体温大多在正常范围，若产程延长、过度疲劳时，体温在产后24小时内略有升高。

（2）乳房护理

1）一般护理：乳房应保持清洁、干燥，每次哺乳前后用温毛巾清洁乳头和乳晕，切忌酒精或肥皂擦洗，以免引起干燥皲裂。乳头如有痂垢，应先用植物油浸软后再用温水洗净，哺乳期使用适当的乳罩，避免过紧或过松。

2）乳房胀痛及乳腺炎：产后2～3天，泌乳开始，因淋巴管和静脉管充盈，乳腺管不耐受，乳腺管阻塞而引起乳房胀痛，还可有轻度发热。这时可采用一些方法缓解，如产后半小时开始哺乳；哺乳前温热敷乳房3～5分钟，使乳腺管通畅，同时拍打抖动、按摩乳房，按摩时应用手掌鱼际，从乳房边缘向乳头中心按摩，使乳腺管通畅，减少疼痛；哺乳时先哺患侧乳房，因饥饿的婴儿吸吮力最强，有利于吸通乳腺管，频繁地吸乳，排空乳房；哺乳后佩戴合适的乳罩，托扶乳房，减少乳痛；应充分休息，饮食易清淡。如经上述处理不见好转，疼痛剧烈、发热者，可在两次哺乳之间冷敷乳房以减少局部充血、乳痛，并遵医嘱口服散结通乳中药。

3）乳头皲裂：多因婴儿含接姿势不正确、哺乳方法不当或口腔功能失调所致。哺乳时产妇采取正确、舒适的喂哺姿势，哺乳前温热敷乳房和乳头3～5分钟，同时按摩乳房，挤出少许乳汁，使乳晕变软，以利于婴儿吸吮乳头和大部分乳晕。增加喂哺次数、缩短每次喂哺时间，先在损伤轻的一侧乳房哺乳。哺乳后挤出少许乳汁涂在乳头的乳晕上，因短暂暴露使乳头干燥，而乳汁具有抑菌作用，且含丰富蛋白质，能修复表皮。疼痛严重者可用乳头罩间接哺乳或用吸奶器将乳汁吸出，以免影响乳汁分泌。

（3）子宫复旧及恶露的观察

子宫缩复呈硬而回收的球形，宫底略低于脐部。产妇回病房后即刻、30分钟、1小时、2小时各观察一次，每次观察子宫收缩程度、宫底高度。同时应用手按摩子宫底，促使子宫收缩变硬，排出宫腔积血。应每天同一时间测量宫底高度，以了解子宫复旧情况，测量前应嘱产妇排空膀胱，先按摩子宫使其收缩，测量耻骨联合上缘至宫底的距离并记录，并观察恶露的数量、颜色及气味。

（4）大小便及排泄

1）产褥早期皮肤排泄功能旺盛，排出大量汗液，以夜间睡眠和初醒时更明显，不属于病态，产后1周自行好转。

2）妊娠晚期，体内潴留的水分将于分娩后通过泌尿系统排出，因此产后5天内尿量明显增多，分娩后应尽早排尿，以免胀大的膀胱影响子宫收缩。因分娩过程中膀胱受压，黏膜水肿、充血，肌张力降低，加之分娩引起的疲劳、会阴疼痛、不习惯床上排尿等因素，造成排尿特别是产后第一次排尿困难，容易发生尿潴留，必要时留置导尿管3天。

3）产后因卧床休息，食物中缺乏纤维素以及肠蠕动减弱，产褥时期腹肌、盆底肌张力下降，容易发生便秘，应多吃蔬菜，早日下床活动。若发生便秘应口服缓泻剂、开塞露入肛或肥皂水灌肠。

（5）会阴

会阴侧切口的护理：产后每日用温1：5000高锰酸钾或1：1000苯

扎溴铵溶液冲洗或擦洗外阴两次，洗净血迹，洗前排空膀胱。平时应尽量保持会阴干燥及清洁，会阴水肿者，用 50% 硫酸镁或 95% 酒精湿热敷，每日 2～3 次，每次 20 分钟，促进血液循环达到消除水肿的目的。血肿者，小的血肿可用湿敷或红外线照射，大的血肿切开处理。切口感染或愈合欠佳时，于产后 7～10 天给予 1∶5000 高锰酸钾坐浴。分娩后24 小时可用红外线照射伤口，可促进创口愈合。产妇休息时应取健侧卧位，勤换垫，避免恶露浸泡伤口。

（6）痔疮

由于妊娠子宫压迫下腔静脉，影响静脉回流，加之分娩时用力，常常诱发或加重痔疮。可用 50% 硫酸镁湿热敷，每日 2 次，每次 20 分钟，涂上 20% 鞣酸软膏。分娩 7～10 天后给 1∶5000 高锰酸钾热水坐浴，保持大便通畅，防止便秘。

（7）注意情绪变化

经历妊娠及分娩的激动与紧张、对哺育婴儿的担心、产褥期的不适等均可造成情绪的不稳定，尤其在产后 3～5 天，可表现为轻度抑郁。此时应帮助产妇减轻身体不适，并给予精神关怀、鼓励、安慰，使其恢复自信。

（8）产后锻炼

产后要适当活动，进行体育锻炼，有利于促进子宫收缩及恢复，帮助腹部肌肉、盆底肌肉恢复张力，保持健康的形体，有利于身心健康。产后适当休息，卧床最好侧卧，多翻身，尽量少仰卧。产后 12～24 小时可以坐起，并下地做简单的活动。生产 24 小时后就可以锻炼，不用器械，躺在床上即可进行。开始应有人协助，以后慢慢自己做。根据自己的身体条件，可做俯卧运动，仰卧屈腿、仰卧起坐、仰卧抬腿、肛门及会阴部、臀部肌肉的收缩运动。这些运动简单易行，根据自己的能力决定运动时间、次数。注意不要过度劳累，开始做15分钟为宜，每天1～2次。

（9）健康查体

在产褥期末，即产后6～8周应到医院进行一次全面的产后检查，以了解全身和盆腔器官的恢复及哺乳情况，以便及时发现异常和及早处理，防止延误治疗和遗留病症。如有特殊不适，则应提前检查。

（10）母乳喂养还可以用药吗？

母体服用的大多数药物都可以通过血液循环进入乳汁，影响乳儿。因此，产妇服用药物时，应考虑对婴儿的危害。有些药物哺乳期不能应用，如红霉素可引起乳儿的肝脏损害，出现黄疸；氯霉素可使婴儿出现灰婴综合征；链霉素、卡那霉素可引起听力障碍；四环素可引起乳儿牙齿发黄；磺胺药可引起肝脏和肾脏功能的损害；氯丙嗪和安定也能引起婴儿黄疸；灭滴灵则使婴儿出现厌食、呕吐；利血平使乳儿鼻塞、昏睡。用药前需告知并咨询医生。

（11）产后美体

对于关注产后美体的新妈妈，子宫、子宫颈、阴道等都在产褥期恢复到孕前水平，对于由于孕育导致的骨盆宽大、耻骨联合分离等，也会在分娩后2个月之内恢复，如果在这两个月之内恢复不到孕前水平，那么，产后的体形就形成并且固定下来了。因为骨盆左右着体形，产后美体，主要就是骨盆恢复。如果是产后在两个月内进行积极的、合乎科学的产后美体锻炼，那么宽大的骨盆、分离的耻骨联合都是可以缩复回去的，同样会像子宫一样，恢复到孕前的水平。具体方法是侧卧在硬板床上，如果是左侧卧，请将左手手心向下，放到胯骨之下，然后头脚抬起，全身重量通过胯骨这一个支点压到手上。这样一个简单的动作，就可以有效地使骨盆的左右宽度，也就是耻骨联合分离的宽度减少，每次3分钟，每天2～3次，2～3周耻骨联合的分离就可以恢复到孕前状态。

此外，打秋千也可以让骨盆的高度恢复到孕前水平，收腹带可以让骨盆的前后径和周长恢复到孕前水平。

（12）坐月子忌不刷牙

很多老一辈总是叮嘱产妇坐月子一个月不要刷牙，否则"生一个娃，掉一颗牙"。这实质上是反映孕产妇不注意口腔牙齿卫生的危害。有人错误地理解为产妇不能刷牙，这也是造成孕产妇牙齿脱落的原因。不刷牙，污垢得不到及时清除，会增加龋齿、牙周炎等口腔疾病的发生而引起牙痛病。

女性在怀孕后，由于内分泌的变化，或维生素 C 的摄入不足，可以有牙龈充血、水肿，容易出血，特别是刷牙时出血。另外，怀孕后牙齿的矿物质往往补充不足，牙齿的坚固性差。这些情况已对牙齿不利，再不注意口腔卫生，使口腔内的细菌增多，在大量细菌作用下，食物残渣中的糖类得以发酵、产酸，导致牙齿脱钙，形成龋齿。

九、哺乳期营养

由于分娩时体力消耗大，身体内各器官要恢复，产妇的消化能力减弱，又要分泌乳汁供新生儿生长，所以哺乳期饮食营养非常重要。

1. 哺乳期饮食原则

和一般女性相比，哺乳期的新妈妈除了做到平衡膳食、均衡营养之外，应注意以下几个方面。

（1）增加餐次，少量多餐。每日餐次应较一般人多，以 5～6 次为宜。这是因为餐次增多有利于食物消化吸收，保证充足的营养。产后胃肠功能减弱，蠕动减慢，如一次进食过多过饱，反而增加胃肠负担，从而减弱胃肠功能。如采用多餐制则有利于胃肠功能恢复，减轻胃肠负担。

（2）每餐食物应干稀搭配。干者可保证营养的供给，稀者则可提供足够的水分。奶中含有大量水分，乳母哺乳则需要水分来补充，从而有利于乳汁的分泌。产后失血伤津，亦需要水分来帮助产妇恢复。服用水分较多，可防止产后便秘。食物中干稀搭配较之于单纯喝水及饮料来补充水分要好得多。因为食物的汤汁既有营养，又有开胃增进食欲之功能，而单纯饮水反而冲淡胃液，降低食欲。除喝汤外，还可饮用果汁、牛奶等，要多喝汤和其他营养饮料。

（3）荤素搭配，避免偏食。从月子营养角度来看，不同食物所含的营养成分种类及数量不同，而人体需要的营养则是多方面的，过于偏食会导致某些营养素缺乏。一般的习惯是，月子里提倡大吃鸡、鱼、蛋，而忽视其他食物的摄入。产后身体恢复及哺乳，食用产热高的肉类等食物是必需的，如蛋白质能让生产时所造成的伤口尽快愈合，并尽早恢复体力，必需脂肪酸能减少炎症反应，帮助子宫收缩。但蛋白质、脂肪及糖类的代谢必须有其他营养素的参与，过于偏食肉类食物反而会导致其他营养素的不足。就蛋白质而言，荤素食物搭配有利于蛋白质的互补。从消化吸收角度来看，过食荤食，有碍胃肠蠕动，不利消化，降低食欲，"肥厚滞胃"正是这个道理。某些素食除含有肉食类食物不具有或少有的营养素外，一般多有纤维素，能促进胃肠蠕动，促进消化，防止便秘。

（4）清淡适宜。一般认为，月子里饮食清（尽量不放调味料）淡（不放或少放食盐）为妙，此种观点并不正确。从科学角度讲，月子里的饮食应清淡适宜，即在调味料上，如葱、姜、蒜、胡椒、辣椒、酒等应少于一般人的食量，食盐也以少放为宜，但并不是不放或过少。放各种调味料除能增加胃口，促进食欲外，对产妇身体康复亦有利。从中医学观点来看，产后宜温不宜凉，温能促进血液循环，寒则凝固血液。在月子里身体康复过程中，有许多余血浊液（恶露）需要排出体外，产伤亦有瘀血停留，如食物中加用少量葱、姜、蒜、花椒粉及酒等性偏温的调味料则有利血行，有利于瘀血排出体外。

（5）最好以天然食物为主，不要过多服用营养品。市场上有很多保健食品，有些人认为怀孕和生产的过程让女人大伤元气，要多吃些保健品补一补。这种想法是不对的，月子里应该以天然绿色的食物为主，尽量少食用或不食用人工合成的各种补品。可以选择食用一些专为孕产妇设计的妈妈奶粉、多种维生素或钙片，因为月子里的妈妈，尤其是进行母乳喂养的妈妈需要补充更多的钙、铁、维生素和矿物质。

（6）避免辛辣和容易产生胀气的食物。产后容易出现便秘的问题，饮食要丰富，多食用富含植物纤维的蔬菜和水果。

（7）不要为了恢复身材而控制饮食的摄取量。对于月子里的妈妈，尤其是进行哺乳的妈妈，应该保证足够热量的摄入，哺乳的妈妈每天应比正常的女性多摄入 700 千卡的热量，所以这个时期绝不能采取节食的手段瘦身。

（8）保证钙、铁的食物摄取量。新妈妈因为在孕期和产程中会丢失大量的钙和铁，应该保证每天从食物中摄取足够的钙和铁，每天钙的摄取量应不少于 1.1 克，铁为 20 毫克。富含钙质的食物有骨头汤、海带、牛奶、芝麻等。富含铁的食物有木耳、动物的内脏等。

2. 哺乳期不宜食用哪些食物

（1）辛辣、刺激性食物和饮料：应当避免洋葱、花椒等辛辣刺激性食物，因为这些食物被妈妈的消化系统吸收后，会改变乳汁的味道和酸度，进入宝宝体内后能引起宝宝拉肚子或胀气。但可进食少量调味品，如葱、姜、蒜、胡椒、酸醋等。刺激性饮料，如浓茶、咖啡，会影响睡眠及肠胃功能，亦对新生儿不利。

（2）只含热量的食品：尽量不要用油腻或甜的食物，如油炸薯片、糖及蛋糕来代替合理的饮食。因为这些食物通常含的热量较高，但缺乏营养，只能提供短暂的能量，对奶水质量有很大影响。而且油炸食物难以消化，刚生完宝宝的妈妈消化力又较弱，吃了对妈妈恢复健康不利。

（3）巧克力：因为巧克力里所含的可可碱会渗入母乳并在宝宝体内

蓄积。可可碱能伤害神经系统和心脏，并使肌肉松弛，排尿量增加，使宝宝消化不良，睡眠不安。妈妈多吃巧克力会影响食欲，身体发胖。

（4）腌制的鱼、肉类食物：一般成人每天食盐量为4.5～9克，根据平时习惯，不要忌食盐，也不要吃得太咸。妈妈吃盐过多，会加重肾脏的负担，对肾脏不利，也会使血压增高，还会引起水肿。

（5）吃过量味精：食用味精对宝宝发育有严重影响，特别是对12周以下的宝宝，会造成宝宝智力减退，生长发育迟缓等不良后果，妈妈在哺乳期最好不要吃味精，千万不要贪鲜顿顿喜食味精。

（6）药品和酒精：药品和酒精进入血液后，能通过乳汁进入宝宝体内。因此，应注意药品的禁忌证，避免喝酒。

（7）冰镇水果：特别是夏天，很多人喜欢先把水果放冰箱里冰镇了再拿出来，这对哺乳期妈妈是大忌，这类水果吃多了，不仅妈妈容易拉肚子，也容易导致宝宝拉肚子，最好的方法是从冰箱拿出来的水果，要在室温下放半个小时再吃。

（8）容易引起回奶的食物：哺乳期妈妈要注意韭菜这类容易引起回奶的食物不要吃，以免影响对宝宝的喂养。另外，营养品麦乳精是以麦芽为原料生产的，含有麦芽糖和麦芽酚，而麦芽亦对回奶十分有效，会影响乳汁的分泌。

3．常见催乳食物和食谱

哺乳期奶水不足怎么办？不用着急，下面介绍8种食物给大家，帮助大家解决哺乳期奶水不足的问题。

（1）花生：花生可用于脾虚反胃、水肿、妇女白带、贫血及各种出血症，以及肺燥咳嗽、干咳久咳、产后催乳等病症。除了催乳外，花生富含脂肪、人体生命活动所需的各种氨基酸，并且极易被人体消化吸收，常食有滋养、强壮的功效。

（2）黑芝麻：黑芝麻具有补肝肾、益精血、润肠燥的功效。现代药理研究表明，黑芝麻含有多种人体必需的氨基酸，在维生素 E、维生素 B$_1$ 的作用下，能加速人体的代谢功能；黑芝麻中的铁和维生素 E 是预防贫血、活化脑细胞、消除血管胆固醇的重要成分。

（3）丝瓜络：丝瓜络是一种中药材，别名又称丝瓜网、丝瓜壳、瓜络、丝瓜筋等，就是在丝瓜成熟发黄干枯后摘下，除去外皮及果肉、种子，洗净晒干，即为丝瓜络。丝瓜络多呈长棱形或长圆筒形，为丝状交织而成。丝瓜络味甘，性寒，有通行经络和凉血解毒的作用，可治气血阻滞、经络不通等症。如果出现乳腺炎症，发奶时有包块，乳汁分泌不畅时，中医会建议将丝瓜络放在高汤内炖煮，可以起到通调乳房气血、催乳和开胃化痰的功效。专家建议出现乳汁分泌不畅，乳房包块，可以在中医的指导下，适当服用丝瓜络，以便通络催乳。

（4）金针菜：金针菜又叫萱草花，另有黄花菜等别称，是萱草上的花蕾部分。它是一种多年生宿根野生草本植物，根呈块状，喜欢生长在背阳潮湿的地方。营养成分十分丰富，每 100 克干品含蛋白质 14.1 克，这几乎与动物肉相近。此外，还含有大量的维生素 B$_1$、维生素 B$_2$ 等。由于金针菜营养丰富，故有较多的食疗价值。祖国医学认为，它有利湿热、宽胸、利尿、止血、下乳的功效。治产后乳汁不下，用金针菜炖瘦猪肉食用，极有功效。

（5）茭白：茭白作为蔬菜食用，口感甘美，鲜嫩爽口，在水乡泽国的江南一带，与鲜鱼、莼菜并列为江南三大名菜。不仅好吃，营养丰富，而且含有碳水化合物、蛋白质、维生素 B$_1$、维生素 B$_2$、维生素 C 及多种矿物质。祖国医学认为，茭白性味甘冷，有解热毒、防烦渴、利二便和催乳功效。现今多用茭白、猪蹄、通草（或山海螺）同煮食用，有较好的催乳作用。由于茭白性凉，产妇如脾胃虚寒、大便不成形，则不宜多食。另茭白含难溶性草酸钙较多，尿路结石患者也应注意不要吃得太多。

（6）莴笋：莴笋分叶用和茎用两种，叶用莴笋又名"生菜"，茎用莴笋则称"莴笋"，都具有多种丰富的营养素。据分析，除铁质外，其他所有营养成分均是叶子比茎含量高，因此，食用莴笋时，最好不要将叶子弃而不食。莴笋性味苦寒，有通乳功效，产妇乳少时可用莴笋烧猪蹄食用。这种食法不仅减少油腻，清香可口，而且比单用猪蹄催乳效果更佳。

（7）豌豆：豌豆又称青小豆，性味甘平，含磷十分丰富，每100克豌豆约含磷400mg。豌豆有利小便、生津液、解疮毒、止泻痢、通乳之功效。青豌豆煮熟淡食或用豌豆苗捣烂榨汁服用，皆可通乳。

（8）豆腐：豆腐有益气和中、生津润燥、清热解毒之功效，也是一种催乳食物。以豆腐、红糖、酒酿加水煮服，可以生乳。

除常见催乳食物外，下面推荐一些促奶水的食谱。

（1）促奶水多食谱一：猪蹄汤

食材：猪蹄1只，通草10g，水1500ml，葱、盐、黄酒等调味料。

制作方法：将所有食材放在一起，先用大火煮，水开后用小火煮，煮1～2小时，直至猪蹄酥烂为止。

功效：猪蹄含丰富的蛋白质、脂肪，有较强的活血、补血作用，而通草有利水、通乳功能。

食用方法：待汤稍凉后，喝汤吃肉，每天1次，连服3～5天即可见效。

（2）促奶水多食谱二：酒酿蛋花汤

食材：酒酿适量，鸡蛋1个。

制作方法：将酒酿加水煮开，再打入鸡蛋，煮成蛋花状即可，可趁热服用。

功效：益气生津，活血止血，促进泌乳。

（3）促奶水多食谱三：虾米粥

食材：虾米30g，粳米100g。

制作方法：粳米如常法加水煮粥，粥煮至半熟时，加入洗净的虾米，米汤稠时即可食用。

功效：粥营养丰富，含有蛋白质、脂肪、钙、磷、铁等多种营养素。中医认为，本粥补肾壮阳，益精通乳，产后母乳分泌不足者宜经常食用。

食谱举例

一、正常妊娠

早餐：面包片 2 片 + 豆浆 400ml + 1 个鸡蛋 + 1 小碟凉拌菜或炒青菜

早加餐：牛奶 250g + 饼干 25g

中餐：米饭 195g + 熟肉 35g + 蔬菜 300g + 豆腐 50g

午加餐：温带水果 200g 或者热带水果 150g + 面包片 1 片

晚餐：馒头 115g 克 + 熟肉 35g + 蔬菜 200g

晚加餐：饼干 25g + 牛奶 250g + 坚果 15g

二、妊娠期糖尿病

早餐：小花卷 35g + 牛奶 240g + 1 个鸡蛋 + 1 小碟凉拌菜或者水煮菜

早加餐：全麦面包 35g

中餐：豆米饭 195g + 熟鱼肉 35g + 豆腐 50g + 10g 油炒的蔬菜 200g。

午加餐：煮玉米 200g + 温带水果 200g

晚餐：杂粮馒头 115g + 熟牛肉 35g + 豆腐 50g + 10g 油炒的蔬菜 200g

晚加餐：苏打饼干 25g ＋牛奶 240g ＋坚果 15g

三、妊娠期高血压疾病

早餐：小花卷 35g ＋豆浆 400ml ＋ 1 个鸡蛋 ＋ 1 小碟凉拌黄瓜或者水煮芹菜

早加餐：全麦面包 35g ＋脱脂牛奶 240g

中餐：米饭 195g ＋熟牛肉 35g ＋豆腐 50g ＋凉拌西红柿 1 个＋少盐炒的蔬菜 200g

午加餐：煮玉米 200g ＋温带水果 200g 或热带水果 150g

晚餐：馒头 75g ＋薏米粥 1 碗＋熟肉 35g ＋少盐炒的冬瓜 200g

晚加餐：苏打饼干 25g ＋脱脂牛奶 240g ＋坚果 15g

健康中国·名家科普

四、双胎妊娠

早餐：馒头 75g ＋豆浆 400ml ＋ 1 个鸡蛋 ＋ 1 小碟凉拌菜或炒菜

早加餐：牛奶 250g ＋饼干 25g ＋温带水果 200g 或热带水果 150g

中餐：米饭 195g ＋熟牛肉 50g ＋豆腐 50g ＋炒蔬菜 200g

午加餐：面包片 1 片＋温带水果 200g 或热带水果 150g

晚餐：馒头 75g ＋粥 1 碗＋熟肉 50g ＋炒蔬菜 200g

晚加餐：面包片 1 片＋牛奶 240g ＋坚果 15g

五、胎儿宫内发育受限

早餐：馒头 75g ＋豆浆 400ml ＋ 1 个鸡蛋 ＋ 1 小碟凉拌菜或炒菜

早加餐：牛奶 250g ＋饼干 25g

中餐：米饭 195g ＋熟牛肉 50g ＋豆腐 50g ＋炒蔬菜 200g

午加餐：面包片 1 片＋温带水果 200g 或热带水果 150g

晚餐：馒头 75g ＋粥 1 碗＋熟鱼肉 50g ＋炒蔬菜 200g

晚加餐： 面包片 1 片＋牛奶 240g ＋坚果 15g

后记

十多年前，当我成为一名准妈妈的时候，对于孕期营养也仅限于要摄取多种营养素，如补充维生素、微量元素；饮食品种多一些、进食量要合理，孩子不能养太大等等这些简单的认识。随着自己进入妊娠期糖尿病这一专业领域的不断学习，进一步的研究，孕期营养的认识得到很大提升。吃什么、吃多少、孕期增长多少体重、应该分娩体重多少的孩子是最佳……这一个个问题接踵而来。那些专业外的准妈妈们会比我有更多的困惑。为了让这些准妈妈们更清晰地了解妊娠这一特殊时期如何摄取营养更合理，对宝宝生长更有利，我想写这样一本孕期营养书来方便千千万万的准妈妈，解答她们的疑惑。

再有我想以这本书作为生日礼物献给我的导师吴连方教授。吴老师今年80大寿，她是一位睿智、严谨的老前辈。是她引领我进入妊娠期糖尿病这一专业领域，并且对妊娠期营养有所认识。老师影响我的不仅是专业知识，她的为人处世以及与时俱进的思想是我晚辈趋之不及；她虽已高龄，但仍以饱满的精气神活跃在临床一线，出门诊、做手术、审论文……作为学生，若不思进取真是愧对老师！谨以此书作为一本作业交给老师，回馈她对我的培养。

最后，我还要感谢团队的伙伴儿们，是她们的大力支持与鼓励让我坚持把这件事做好。其中有两位准妈妈——孔丽君、赵瑞芬医生，更是用她们孕期每天的膳食记录为我们提供了详实的孕期营养资料。与她们一起亲历孕期的营养问题，为更多的孕妈妈解惑！此书出版之时，这两个宝宝已顺利降生，也作为我们送给他们最好的礼物！

我感到自己很幸运，有博学的老师、有鼎力相助的团队伙伴，在各方面的关心帮助下完成此书。希望得到各位准妈妈的好评，真正地帮助到她们。谢谢！

周莉

2017 年 3 月

健康中国·名家科普